T. Wiegand, L. Froschauer, C. Lutz

TMS und EMS – Arbeitsbuch *Schlauchfiguren*

Tim Wiegand, Leon Froschauer, Constantin Lutz

TMS und EMS

Arbeitsbuch
Schlauchfiguren

2. Auflage

ELSEVIER

Elsevier GmbH, Bernhard-Wicki-Str. 5, 80636 München, Deutschland
Wir freuen uns über Ihr Feedback und Ihre Anregungen an kundendienst@elsevier.com

ISBN 978-3-437-41284-4

Elsevier nimmt eine neutrale Position in Bezug auf territoriale Meinungsverschiedenheiten oder Zuständigkeitsansprüche in seinen veröffentlichten Inhalten ein, einschließlich von Landkarten und institutionellen Zugehörigkeiten.

2. Auflage 2024

Wichtiger Hinweis
Die medizinischen Wissenschaften unterliegen einem sehr schnellen Wissenszuwachs. Der stetige Wandel von Methoden, Wirkstoffen und Erkenntnissen ist allen an diesem Werk Beteiligten bewusst. Sowohl der Verlag als auch die Autorinnen und Autoren und alle, die an der Entstehung dieses Werkes beteiligt waren, haben große Sorgfalt darauf verwandt, dass die Angaben zu Methoden, Anweisungen, Produkten, Anwendungen oder Konzepten dem aktuellen Wissensstand zum Zeitpunkt der Fertigstellung des Werkes entsprechen.
Der Verlag kann jedoch keine Gewähr für Angaben zu Dosierung und Applikationsformen übernehmen. Es sollte stets eine unabhängige und sorgfältige Überprüfung von Diagnosen und Arzneimitteldosierungen sowie möglicher Kontraindikationen erfolgen. Jede Dosierung oder Applikation liegt in der Verantwortung der Anwenderin oder des Anwenders. Die Elsevier GmbH, die Autorinnen und Autoren und alle, die an der Entstehung des Werkes mitgewirkt haben, können keinerlei Haftung in Bezug auf jegliche Verletzung und/oder Schäden an Personen oder Eigentum, im Rahmen von Produkthaftung, Fahrlässigkeit oder anderweitig übernehmen.

Für die Vollständigkeit und Auswahl der aufgeführten Medikamente übernimmt der Verlag keine Gewähr.
Geschützte Warennamen (Warenzeichen) werden in der Regel besonders kenntlich gemacht (®). Aus dem Fehlen eines solchen Hinweises kann jedoch nicht automatisch geschlossen werden, dass es sich um einen freien Warennamen handelt.

Bibliografische Information der Deutschen Nationalbibliothek
Die Deutsche Nationalbibliothek verzeichnet diese Publikation in der Deutschen Nationalbibliografie; detaillierte bibliografische Daten sind im Internet über https://www.dnb.de abrufbar.

24 25 26 27 28 5 4 3 2 1

In ihren Veröffentlichungen verfolgt die Elsevier GmbH das Ziel, genderneutrale Formulierungen für Personengruppen zu verwenden. Um jedoch den Textfluss nicht zu stören sowie die gestalterische Freiheit nicht einzuschränken, wurden bisweilen Kompromisse eingegangen. Selbstverständlich sind **immer alle Geschlechter** gemeint.

Planung: Veronika Rojacher, München
Projektmanagement: Elisabeth Märtz, München
Redaktion und Herstellung: Hildegard Graf, Germering
Datenaufbereitung: abavo GmbH, Buchloe
Satz: STRAIVE, Puducherry/Indien
Druck und Bindung: Drukarnia Dimograf Sp. z o. o., Bielsko-Biała/Polen
Umschlaggestaltung: Stefan Hilden, HildenDesign.de; SpieszDesign, Neu-Ulm
Covermotiv: © HildenDesign unter Verwendung eines Motivs von Shutterstock.com/hunthomas

Aktuelle Informationen finden Sie im Internet unter **www.elsevier.de**

Inhaltsverzeichnis

Fehler gefunden?

An unsere Inhalte haben wir sehr hohe Ansprüche. Trotz aller Sorgfalt kann es jedoch passieren, dass sich ein Fehler einschleicht oder fachlich-inhaltliche Aktualisierungen notwendig geworden sind.

Sobald ein relevanter Fehler entdeckt wird, stellen wir eine Korrektur zur Verfügung.
Mit diesem QR-Code gelingt der schnelle Zugriff.

http://else4.de/978-3-437-41284-4

Wir sind dankbar für jeden Hinweis, der uns hilft, dieses Werk zu verbessern. Bitte richten Sie Ihre Anregungen, Lob und Kritik an folgende E-Mail-Adresse: kundendienst@elsevier.com

Die Aufgabengruppe *Schlauchfiguren*

Dieses Arbeitsbuch beinhaltet Übungsaufgaben zur Aufgabengruppe *Schlauchfiguren* für den TMS in Deutschland und den EMS in der Schweiz. Insgesamt 192 originalgetreue Übungsaufgaben in Form von acht kompletten Simulationen können in diesem Arbeitsbuch bearbeitet werden.
Die Aufgabengruppe *Schlauchfiguren* ist ein Teilbereich des TMS/EMS, der sich sehr gut üben lässt. Hierbei wird in erster Linie räumliches Vorstellungsvermögen abgeprüft.
Für *Schlauchfiguren* hast du im TMS 15 Minuten Zeit, um 24 Aufgaben zu lösen. Im EMS hast du 12 Minuten Bearbeitungszeit für insgesamt 20 Aufgaben. Bei jeder Aufgabe sind die Antwortmöglichkeiten A, B, C, D und E gegeben, von denen jeweils immer nur **eine** Antwort korrekt ist. Da für falsche Antworten keine Punkte abgezogen werden, solltest du immer eine Antwortmöglichkeit ankreuzen – auch, wenn du dir unsicher bist.
Bei jeder Aufgabe wird dir auf der linken Seite ein Ausgangsbild mit einem oder mehreren Kabeln, Seilen oder anderen vergleichbaren Strukturen in einem durchsichtigen Würfel gezeigt. Dieses Bild zeigt stets die Vorderansicht. Das zweite Bild rechts daneben zeigt die gleiche Schlauchfigur wie das Ausgangsbild – allerdings aus einer anderen Ansicht. Dies kann von rechts, links, unten, oben oder hinten sein. du sollst herausfinden, ob das zweite Bild den Würfel von rechts (r), links (l), unten (u), oben (o) oder hinten (h) zeigt.
Für die Beantwortung der Aufgaben, ist es nützlich, einen Fokus auf markante Strukturen zu legen. Das könnte beispielsweise das Ende einer Schlauchfigur, ein Knoten in einer Schlauchfigur oder auch ein auffälliger Schatten sein. Nun sollte man sich das Ausgangsbild aus den jeweils anderen Ansichten vorstellen, um die richtige Lösung zu finden.
In unserem Kursbuch gehen wir noch tiefer auf die Bearbeitungsstrategien der jeweiligen Aufgabentypen sowie auf den TMS und EMS im Allgemeinen ein. Für ein umfangreiches Verständnis lohnt es sich, unser Kursbuch genau durchzulesen.
Wir wünschen dir viel Spaß bei der Bearbeitung der Übungsaufgaben, hohe Resilienz, langes Durchhaltevermögen und natürlich viel Erfolg beim Test!

HIER GEHT'S ZUM STRATEGIEVIDEO

Dieses Arbeitsbuch bietet auch ein Video mit einem Überblick über die Aufgabengruppe, Bearbeitungsstrategien und Beispielen – bequem zu erreichen über diesen QR-Code:

https://else4.de/0z7

TMS-ERFAHRUNGSBERICHTE

Wir haben einige interessante Erfahrungsberichte zum TMS gesammelt. Hier erfährst du, wie es anderen in deiner Situation ergangen ist, denn dein Traum vom Studienplatz soll Wirklichkeit werden – und hier liest du, wie das funktionieren kann!
Prozentrang 100, das hat der Autor der Simulation, Christian Plumeyer, geschafft:

https://else4.de/vk9

Noch vor dem Studium in die Forschung? Das hat Tim Wiegand, Autor des Kompendiums, erlebt:

https://else4.de/94q

Gute Struktur und Organisation – die Schlüssel zum TMS-Erfolg:

https://else4.de/5gw

4 Schritte zum TMS:

https://else4.de/lgk

Weitere informative und motivierende Blogbeiträge von TMS-Teilnehmerinnen und -Teilnehmern findest du fortlaufend hier:

https://else4.de/oux

Berichte auch du von deinen Erfahrungen !
Wir freuen uns über jeden Hinweis, jede kreative Idee und natürlich auf dich! Wir wären sehr dankbar, wenn du dir fünf Minuten Zeit nehmen würdest, um an dieser kleinen Umfrage teilzunehmen. Wenn du zukünftig Interesse hast an einer Zusammenarbeit, geht's ebenso hier lang:

https://else4.de/8gs

KAPITEL

1 Aufgaben

TMS 24 Aufgaben, 15 Minuten
EMS 20 Aufgaben, 12 Minuten

Übungsset 1

Jede Aufgabe besteht aus zwei Abbildungen eines durchsichtigen Würfels samt Inhalt. Die erste Abbildung (links) zeigt den Würfel stets von vorne. Sie sollen herausfinden, aus welcher Perspektive (rechts: r, links: l, unten: u, oben: o, hinten: h) der Würfel im zweiten Bild gezeigt wird. (TMS: 15 Min. für 24 Aufgaben, EMS: 12 Min. für 20 Aufgaben)

Aufgabe Nr. 1

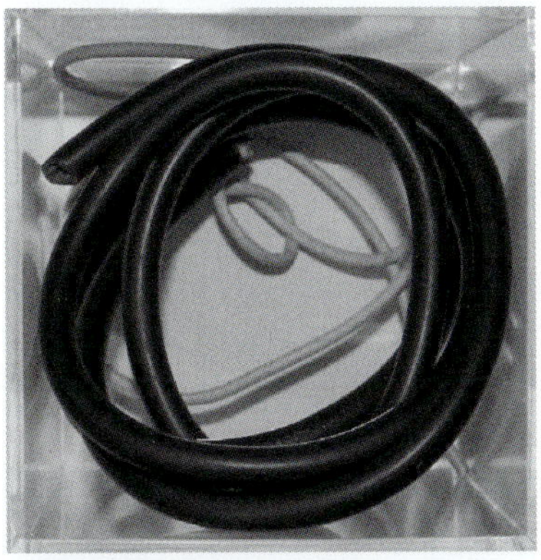

(A) : r
(B) : l
(C) : u
(D) : o
(E) : h

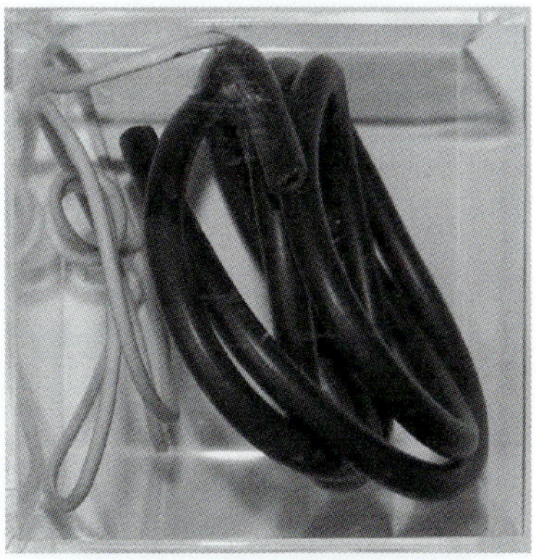

Aufgabe Nr. 2

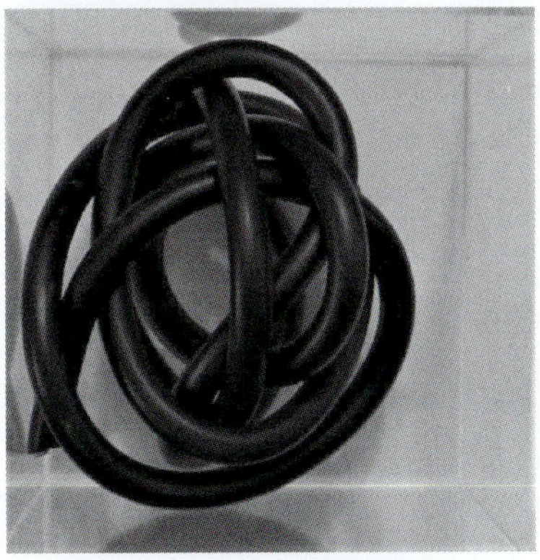

(A) : r
(B) : l
(C) : u
(D) : o
(E) : h

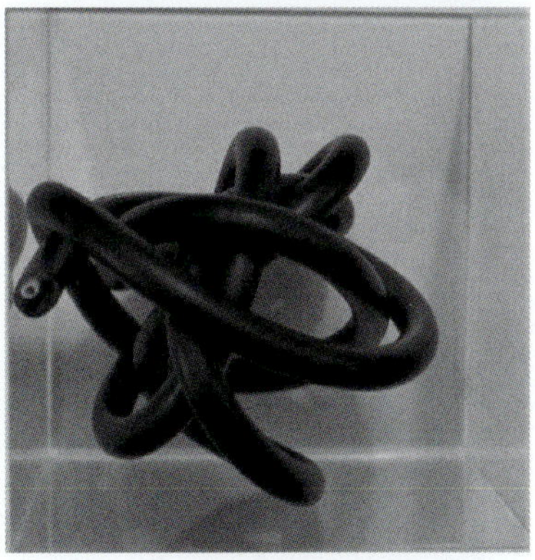

Aufgabe Nr. 3

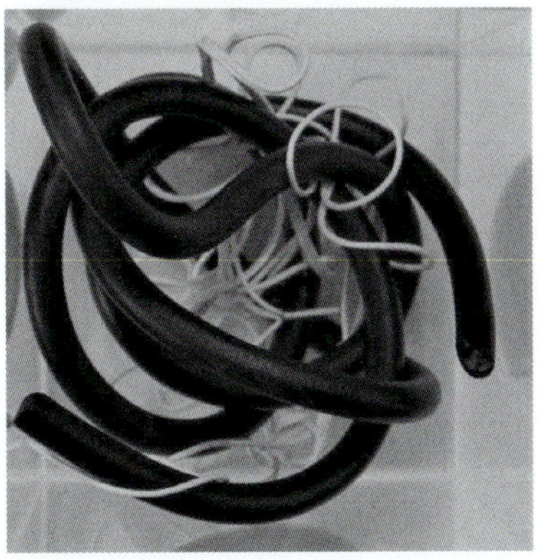

(A) : r
(B) : l
(C) : u
(D) : o
(E) : h

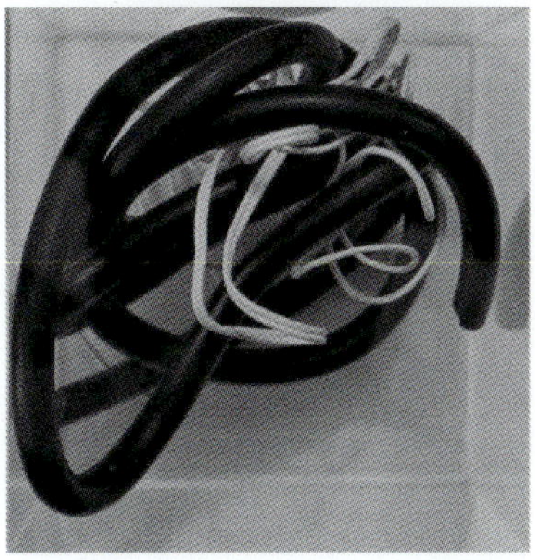

Aufgabe Nr. 4

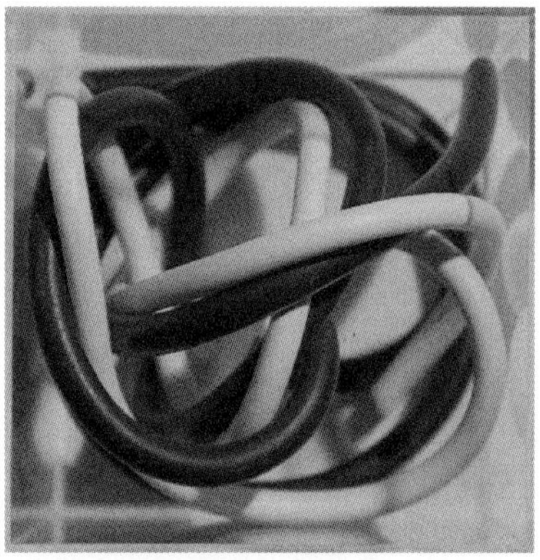

(A) : r
(B) : l
(C) : u
(D) : o
(E) : h

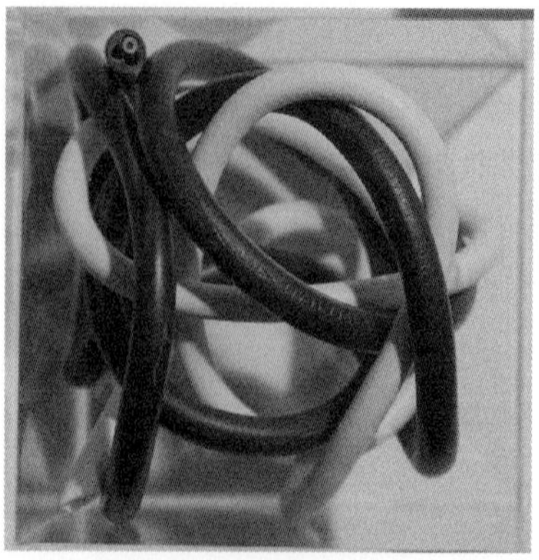

Aufgabe Nr. 5

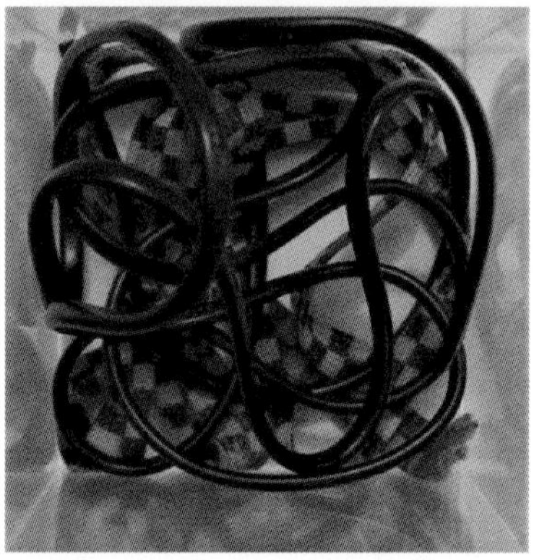

(A) : r
(B) : l
(C) : u
(D) : o
(E) : h

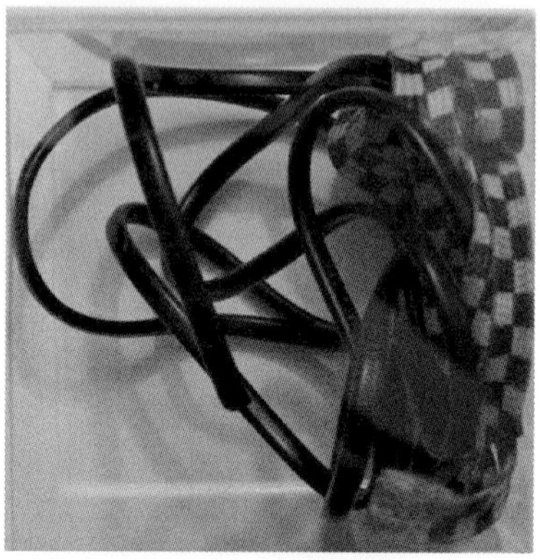

Aufgabe Nr. 6

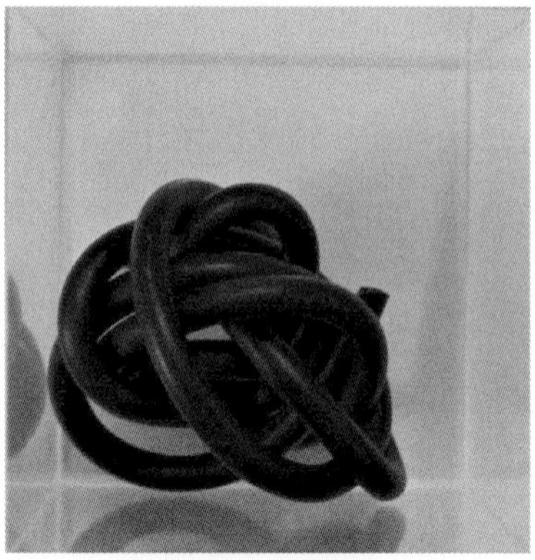

(A) : r
(B) : l
(C) : u
(D) : o
(E) : h

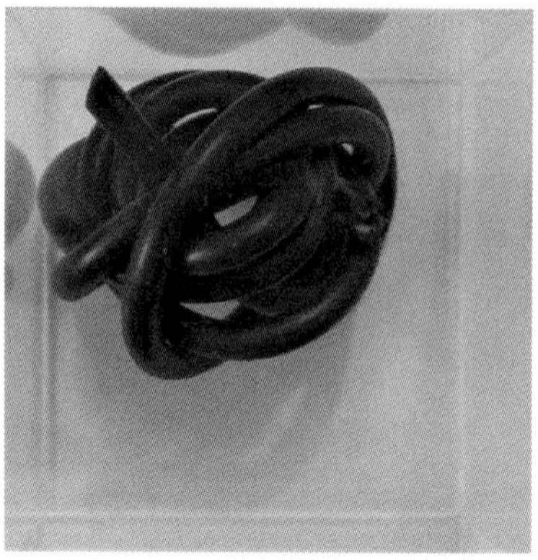

Aufgabe Nr. 7

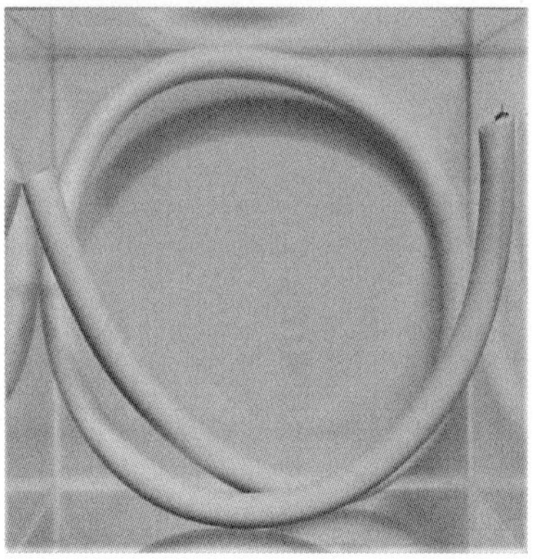

(A) : r
(B) : l
(C) : u
(D) : o
(E) : h

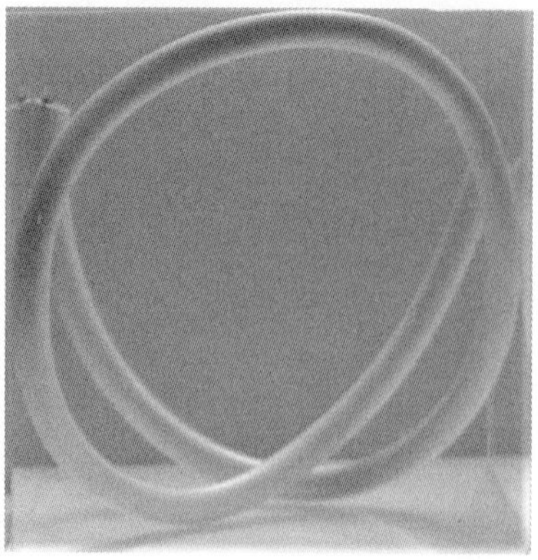

Aufgabe Nr. 8

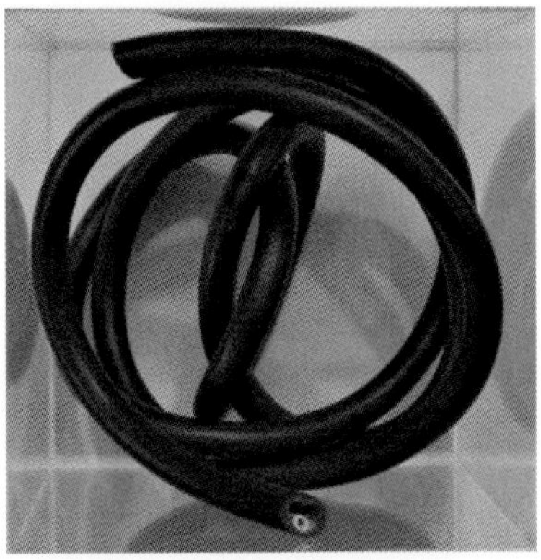

(A) : r
(B) : l
(C) : u
(D) : o
(E) : h

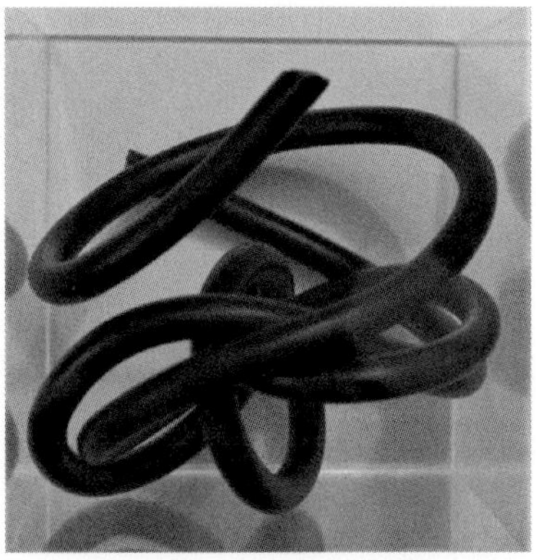

Aufgabe Nr. 9

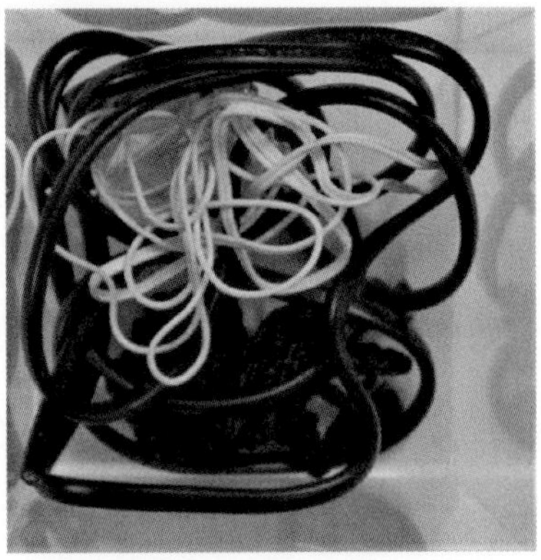

(A) : r
(B) : l
(C) : u
(D) : o
(E) : h

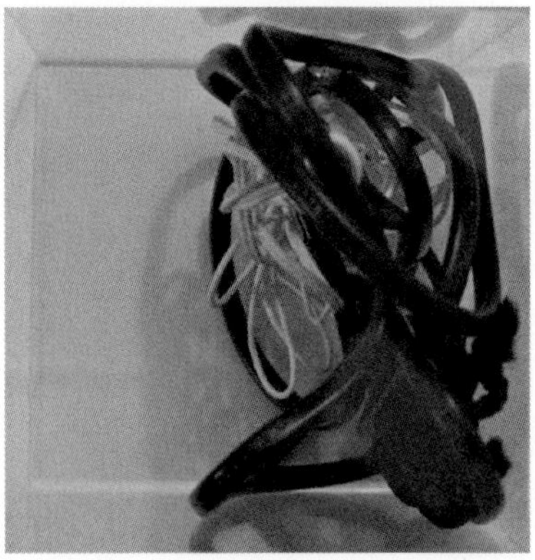

Aufgabe Nr. 10

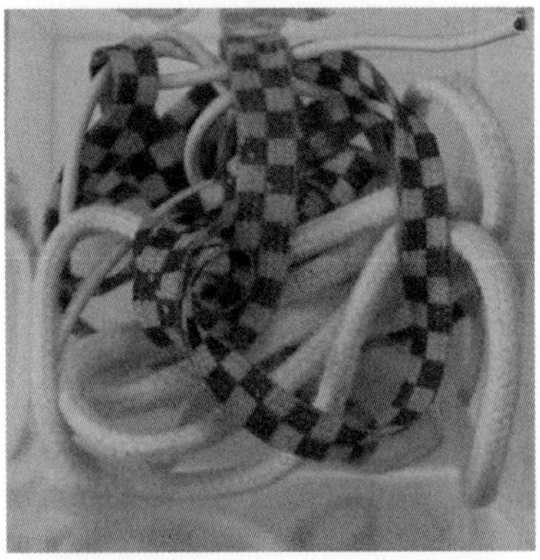

(A) : r
(B) : l
(C) : u
(D) : o
(E) : h

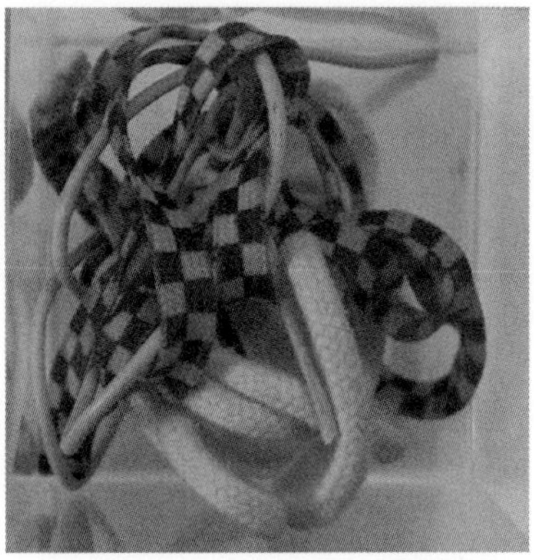

Aufgabe Nr. 11

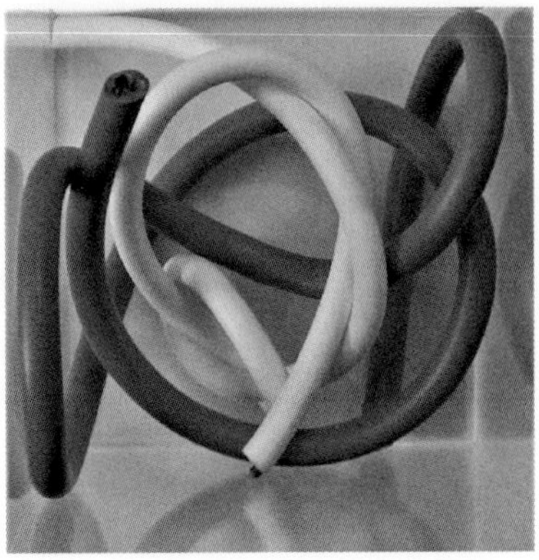

(A) : r
(B) : l
(C) : u
(D) : o
(E) : h

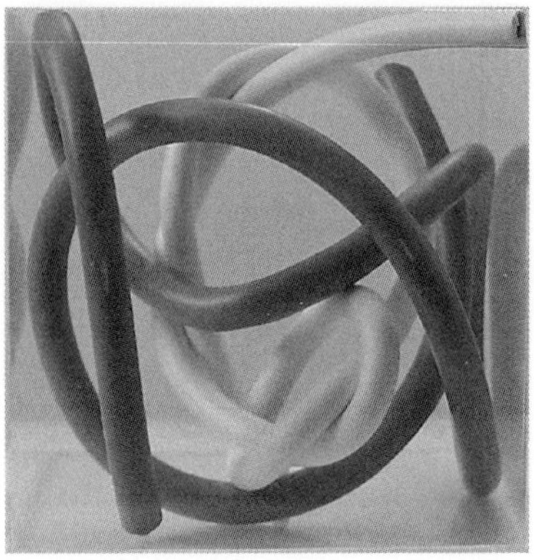

Aufgabe Nr. 12

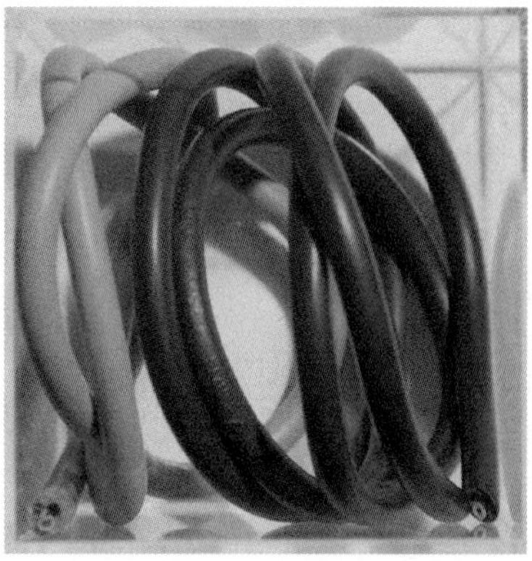

(A) : r
(B) : l
(C) : u
(D) : o
(E) : h

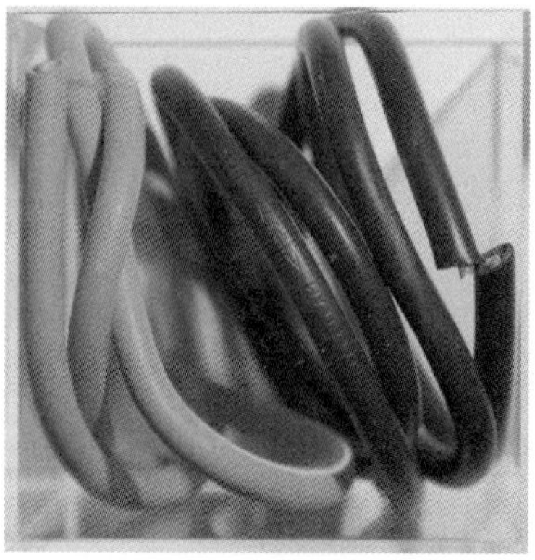

Aufgabe Nr. 13

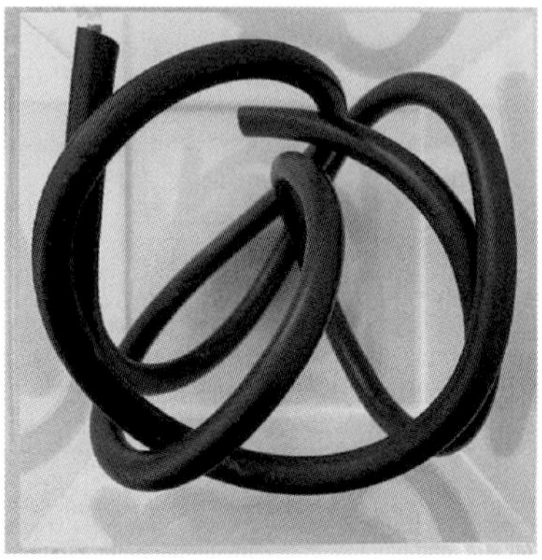

(A) : r
(B) : l
(C) : u
(D) : o
(E) : h

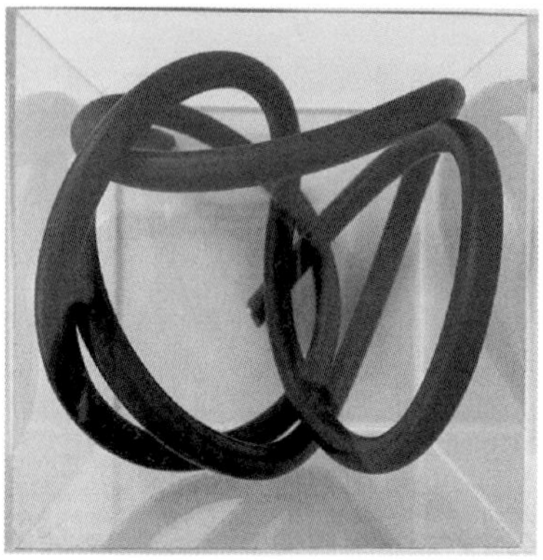

Aufgabe Nr. 14

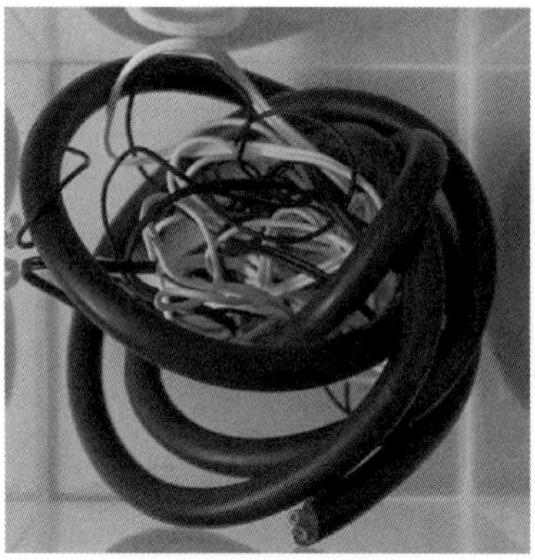

(A) : r
(B) : l
(C) : u
(D) : o
(E) : h

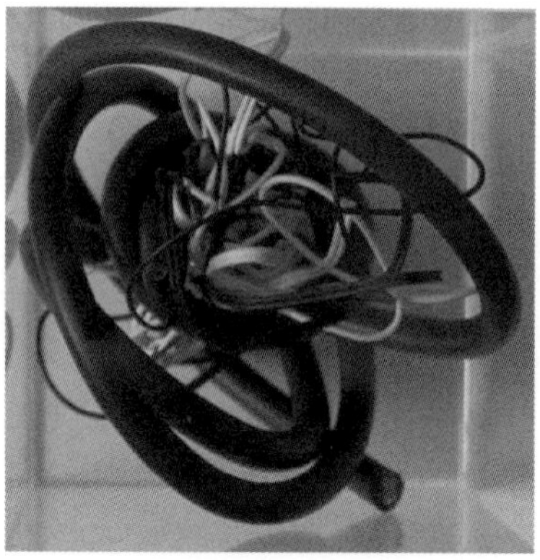

Aufgabe Nr. 15

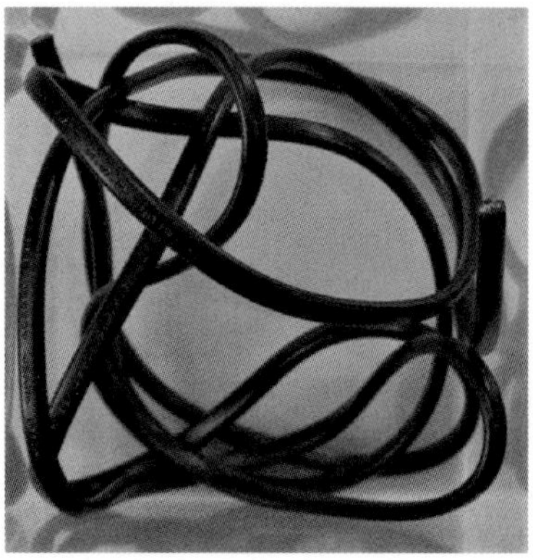

(A) : r
(B) : l
(C) : u
(D) : o
(E) : h

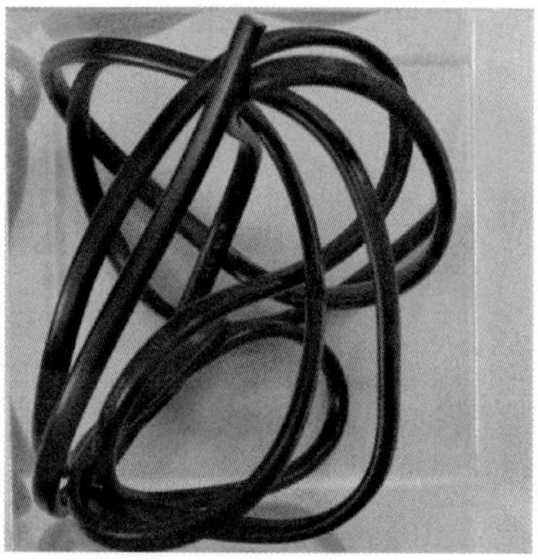

Aufgabe Nr. 16

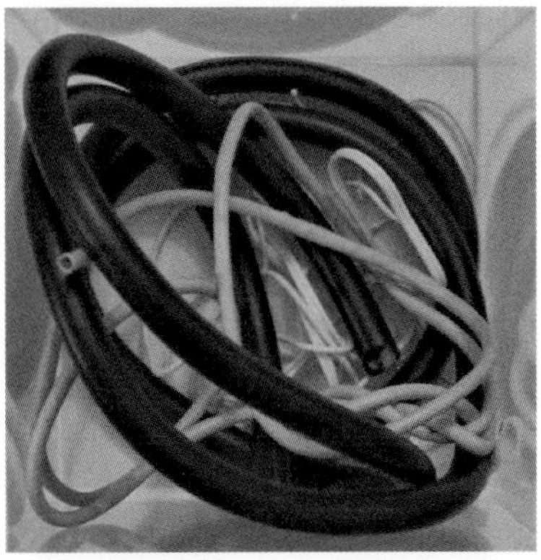

(A) : r
(B) : l
(C) : u
(D) : o
(E) : h

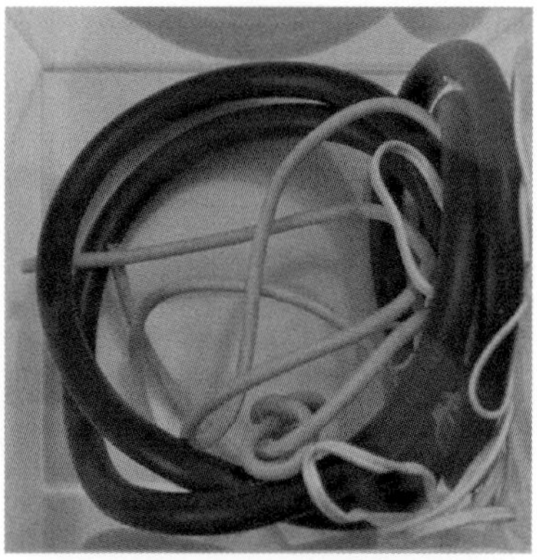

Aufgabe Nr. 17

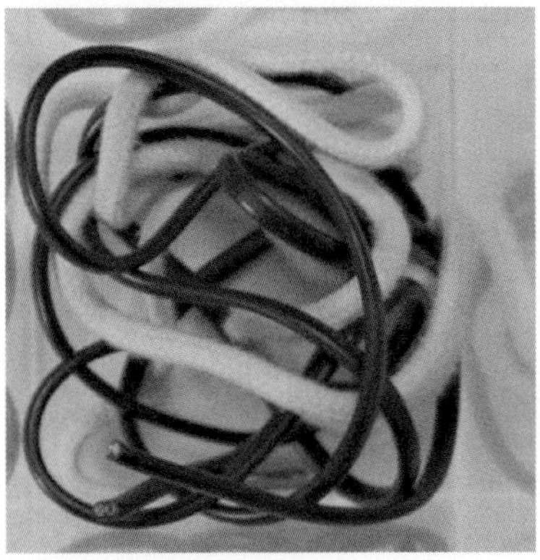

(A) : r
(B) : l
(C) : u
(D) : o
(E) : h

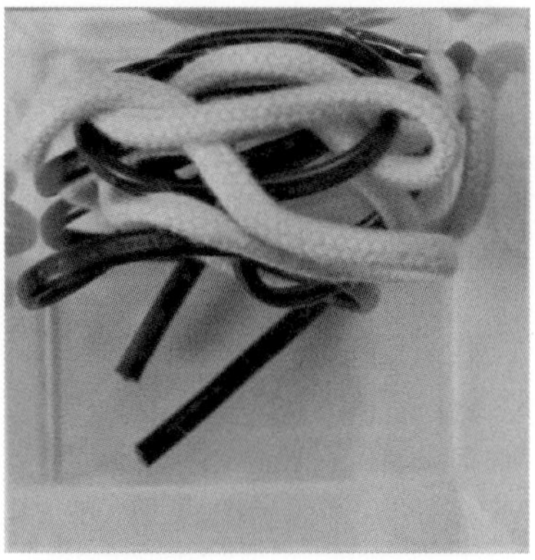

Aufgabe Nr. 18

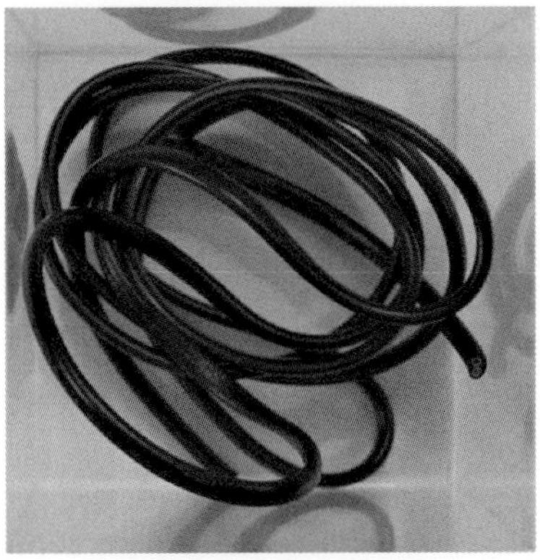

(A) : r
(B) : l
(C) : u
(D) : o
(E) : h

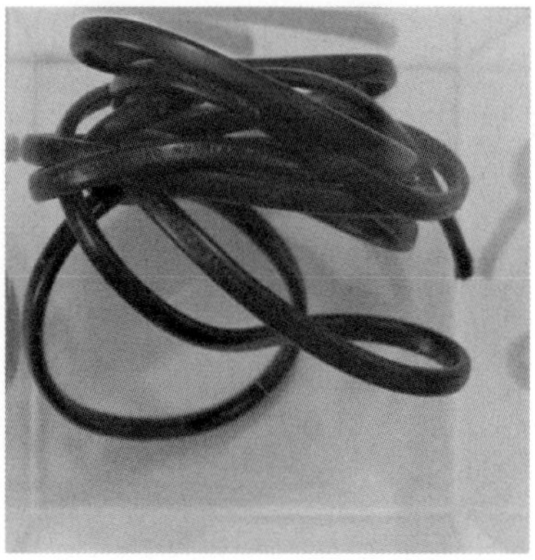

Aufgabe Nr. 19

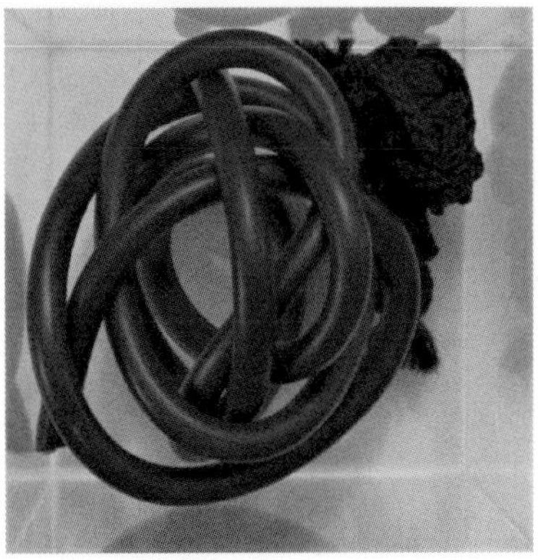

(A) : r
(B) : l
(C) : u
(D) : o
(E) : h

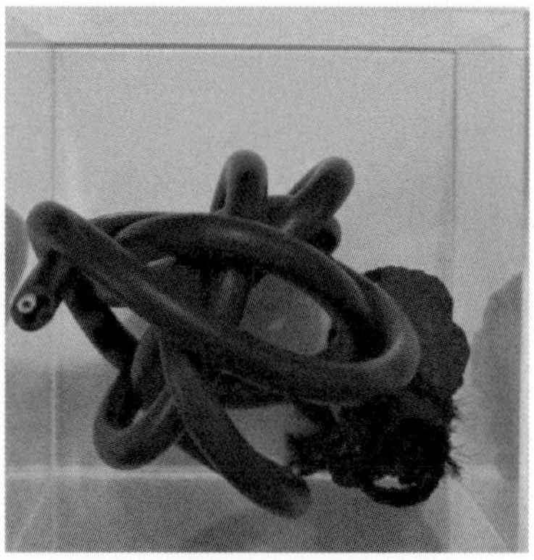

Aufgabe Nr. 20

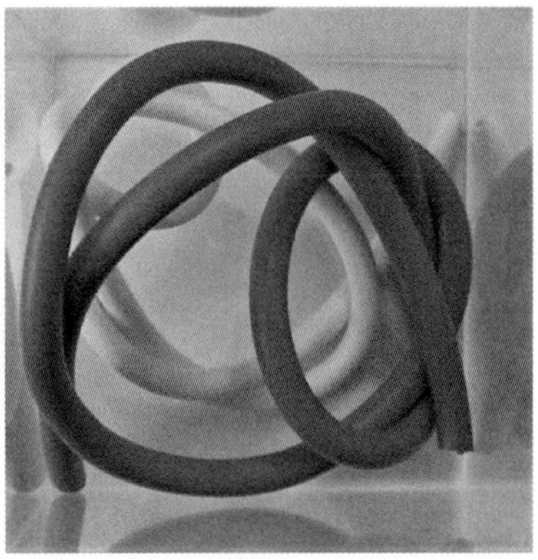

(A) : r
(B) : l
(C) : u
(D) : o
(E) : h

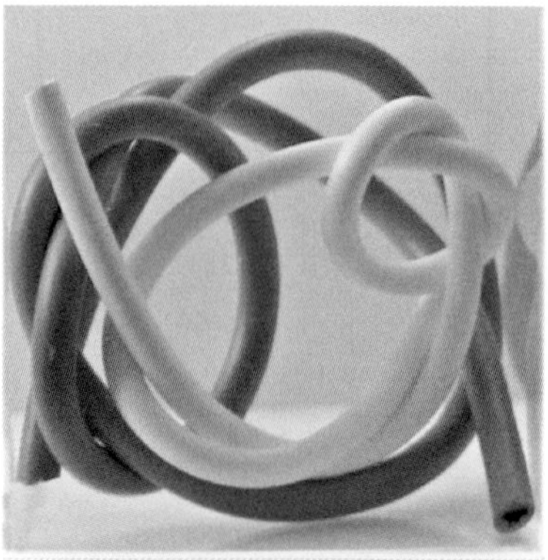

Aufgabe Nr. 21

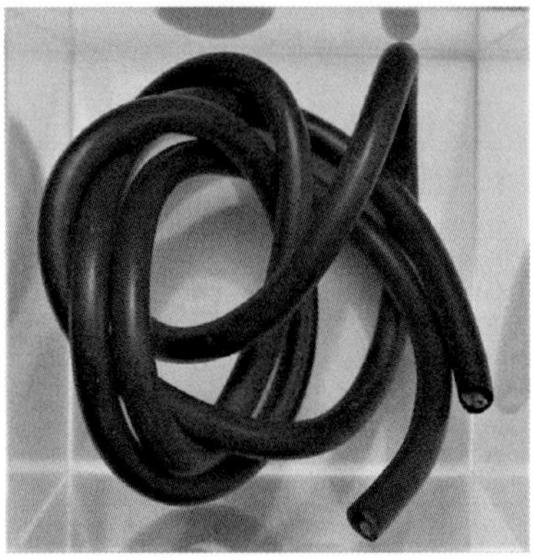

(A) : r
(B) : l
(C) : u
(D) : o
(E) : h

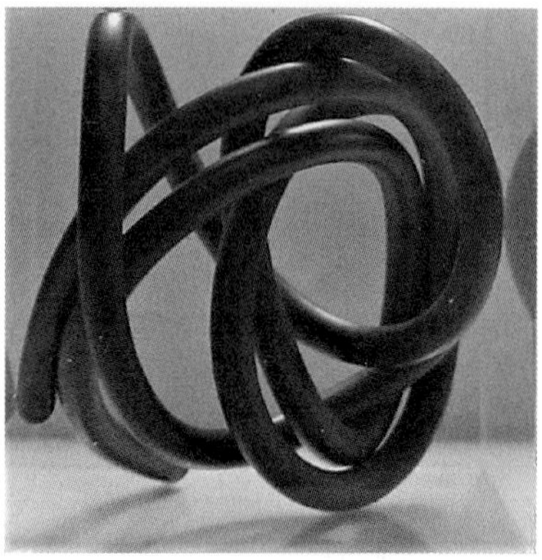

Aufgabe Nr. 22

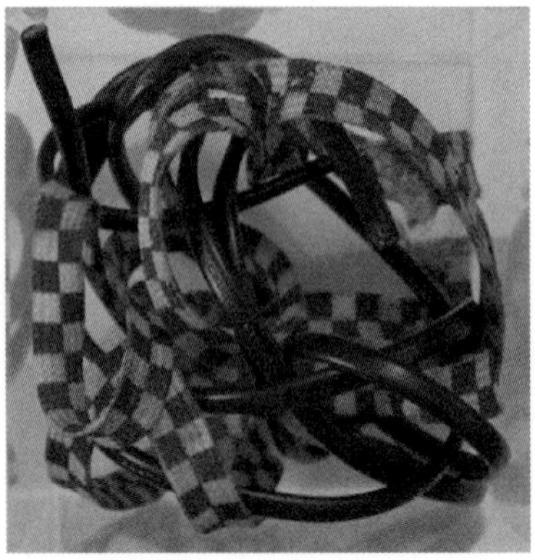

(A) : r
(B) : l
(C) : u
(D) : o
(E) : h

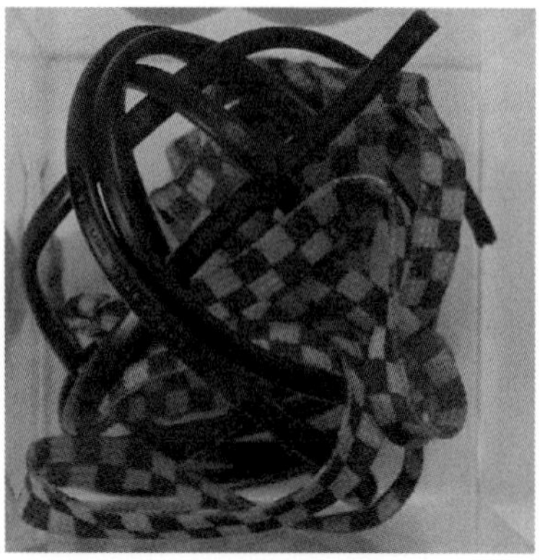

Aufgabe Nr. 23

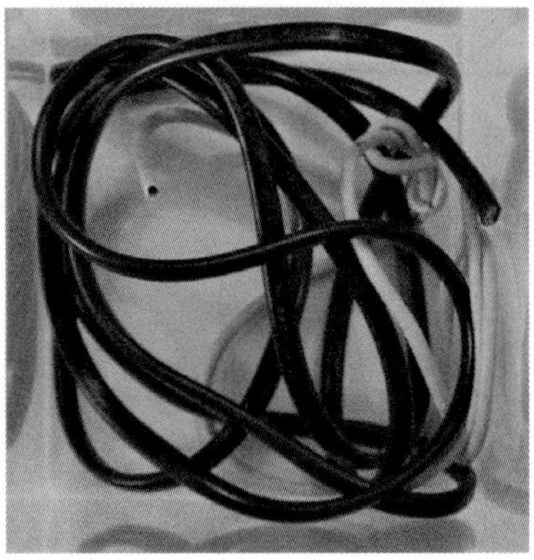

(A) : r
(B) : l
(C) : u
(D) : o
(E) : h

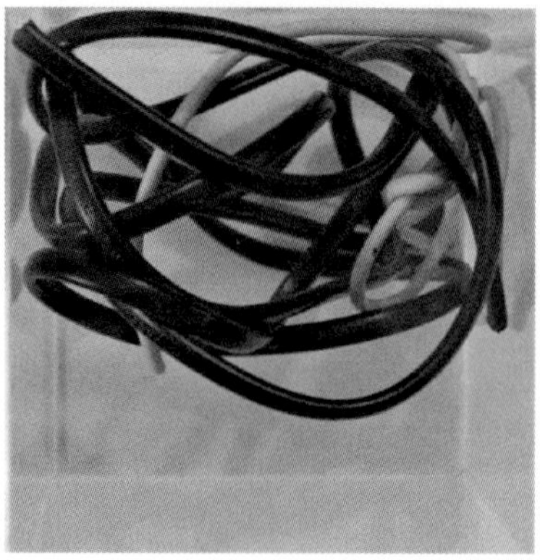

Aufgabe Nr. 24

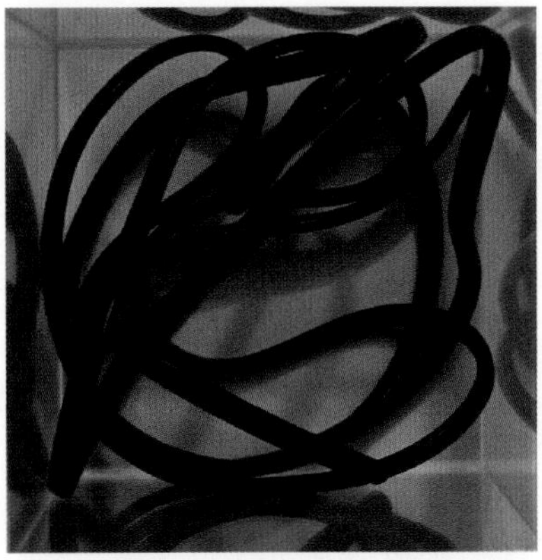

(A) : r
(B) : l
(C) : u
(D) : o
(E) : h

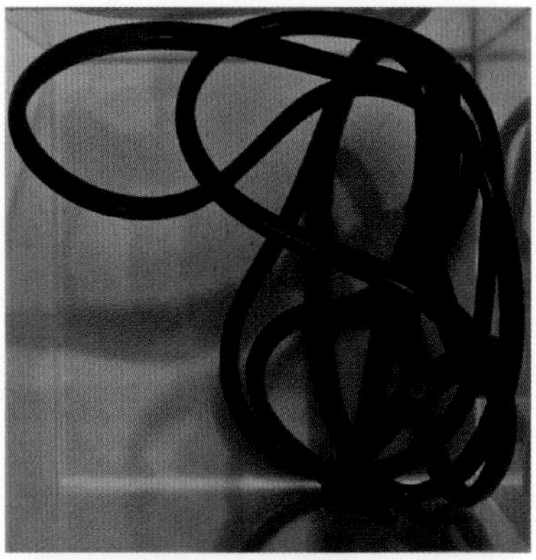

Übungsset 2

Jede Aufgabe besteht aus zwei Abbildungen eines durchsichtigen Würfels samt Inhalt. Die erste Abbildung (links) zeigt den Würfel stets von vorne. Sie sollen herausfinden, aus welcher Perspektive (rechts: r, links: l, unten: u, oben: o, hinten: h) der Würfel im zweiten Bild gezeigt wird. (TMS: 15 Min. für 24 Aufgaben, EMS: 12 Min. für 20 Aufgaben)

Aufgabe Nr. 1

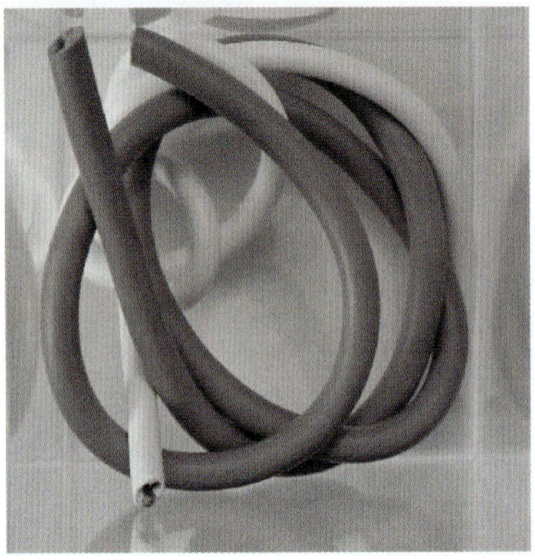

(A) : r
(B) : l
(C) : u
(D) : o
(E) : h

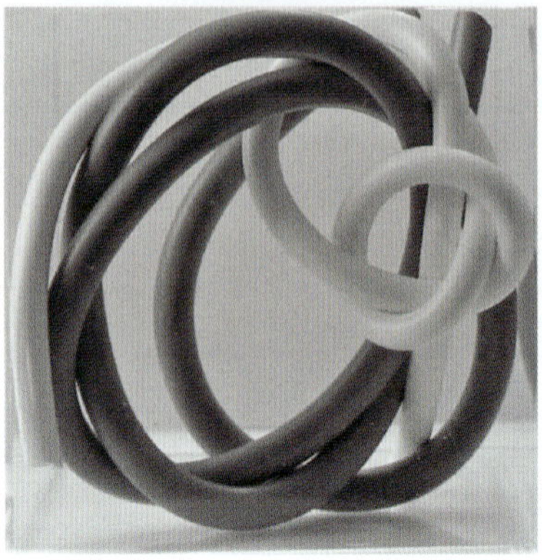

Aufgabe Nr. 2

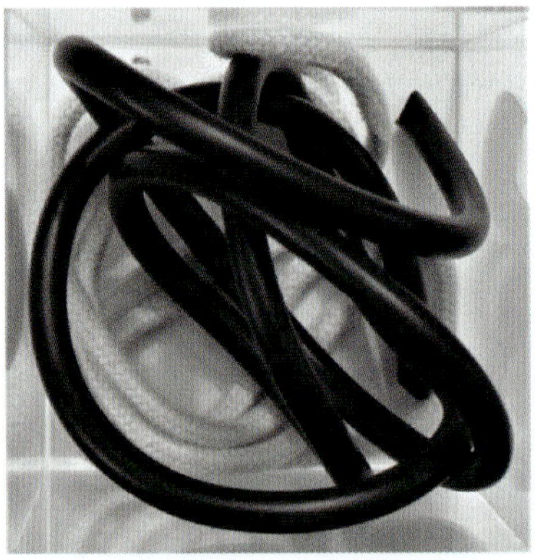

(A) : r
(B) : l
(C) : u
(D) : o
(E) : h

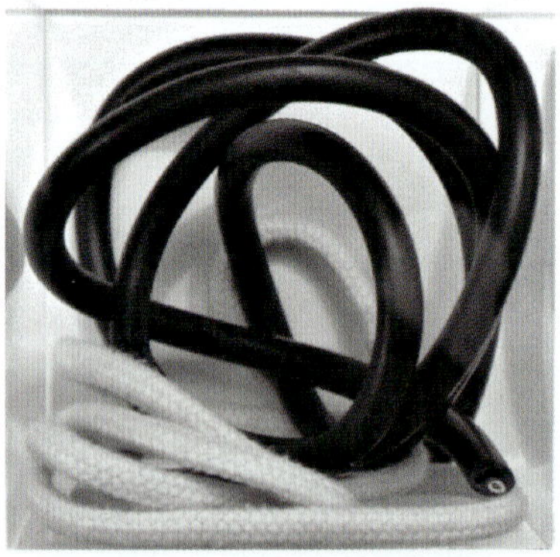

Aufgabe Nr. 3

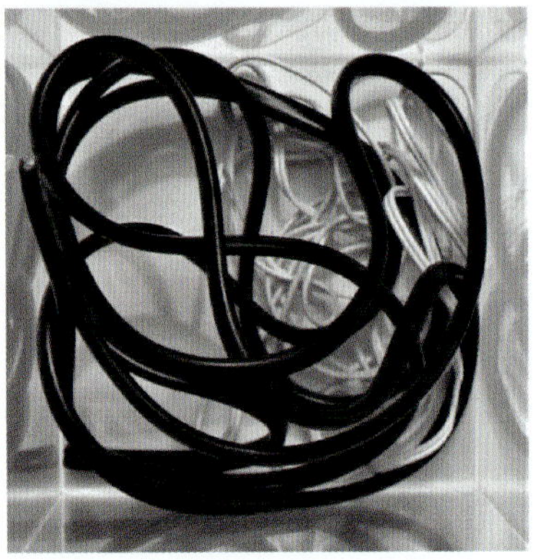

(A) : r
(B) : l
(C) : u
(D) : o
(E) : h

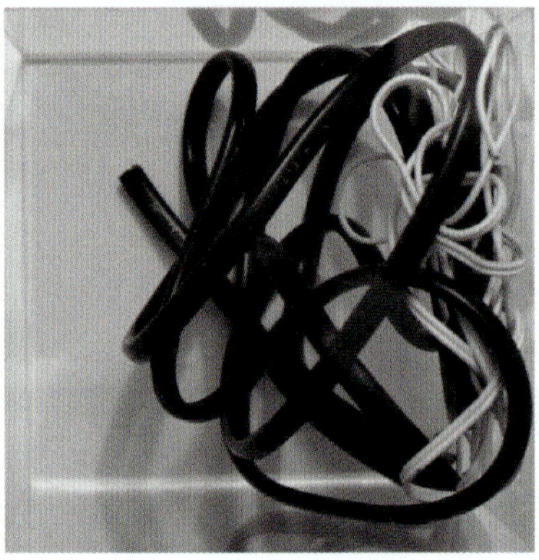

Aufgabe Nr. 4

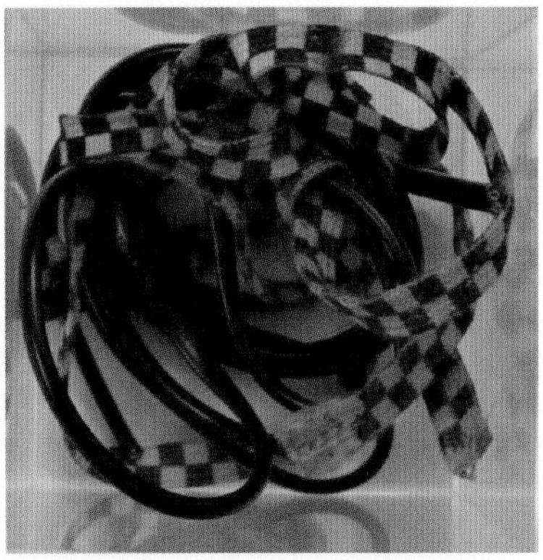

(A) : r
(B) : l
(C) : u
(D) : o
(E) : h

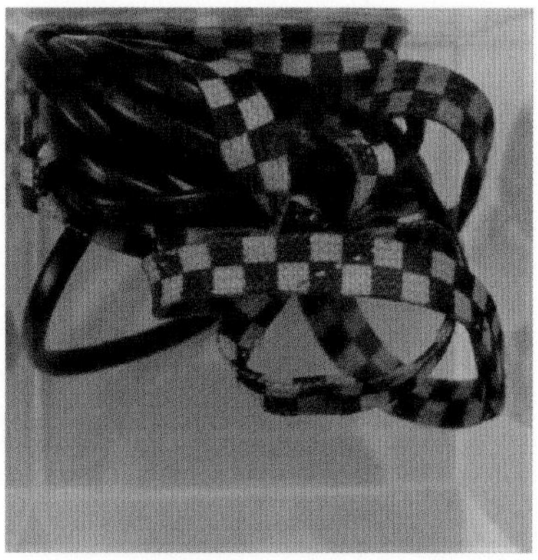

Aufgabe Nr. 5

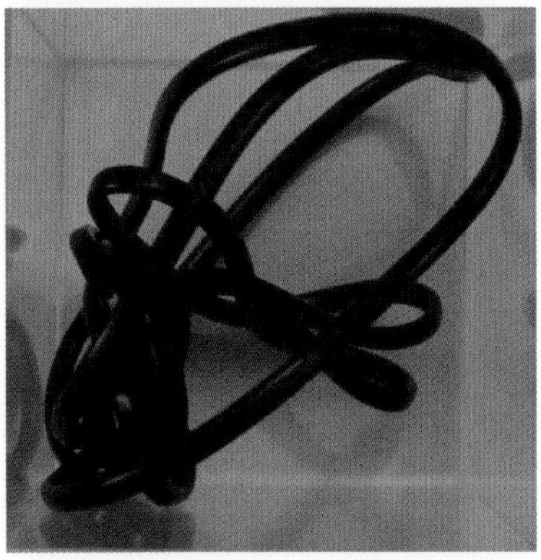

(A) : r
(B) : l
(C) : u
(D) : o
(E) : h

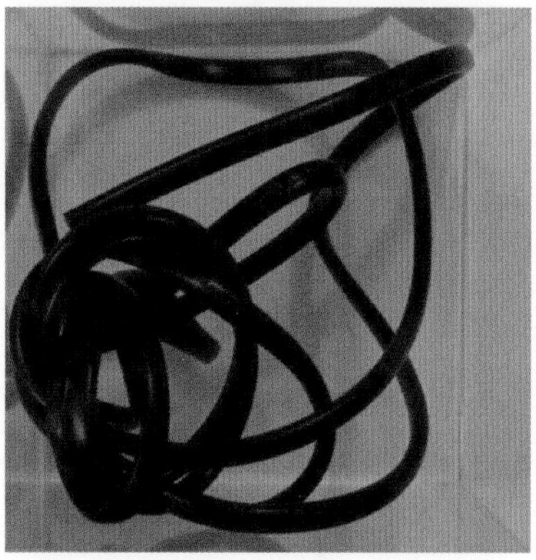

Aufgabe Nr. 6

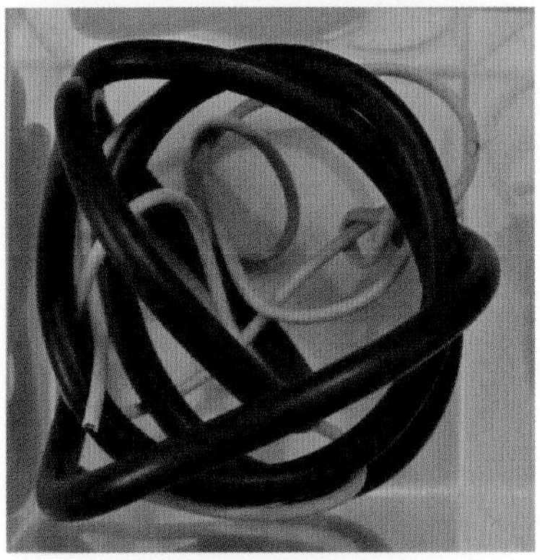

(A) : r
(B) : l
(C) : u
(D) : o
(E) : h

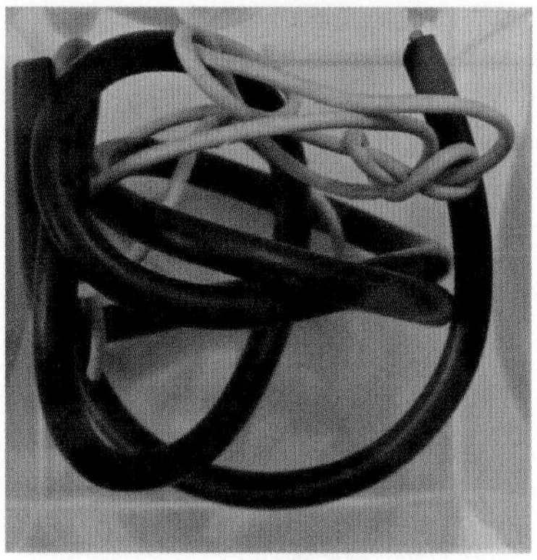

Aufgabe Nr. 7

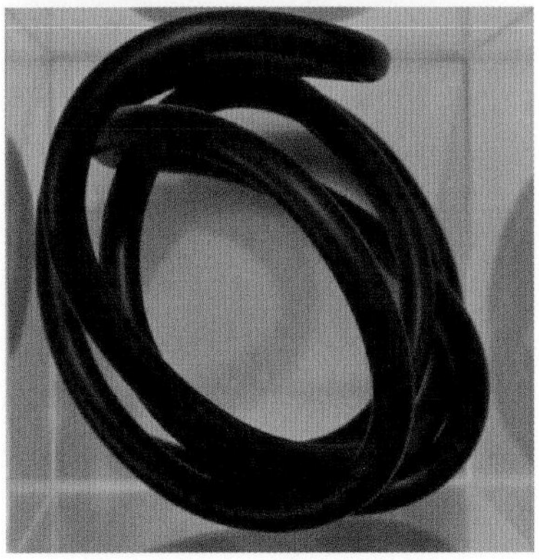

(A) : r
(B) : l
(C) : u
(D) : o
(E) : h

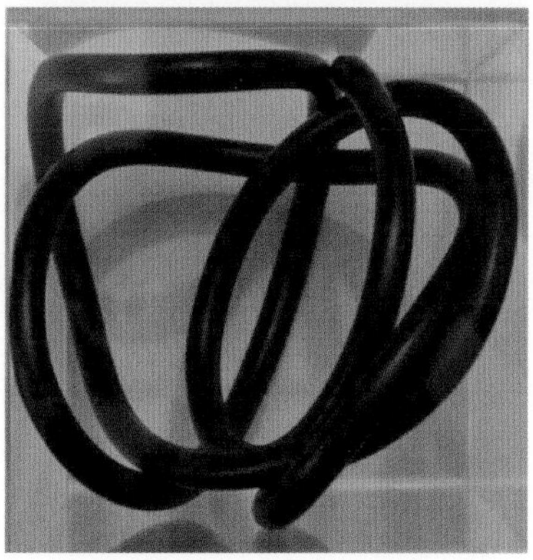

Aufgabe Nr. 8

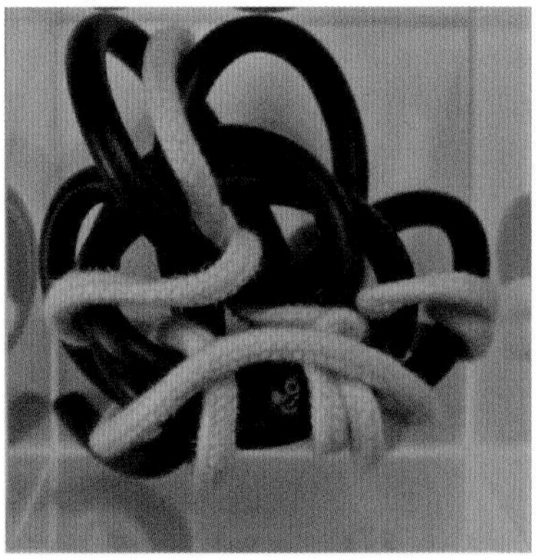

(A) : r
(B) : l
(C) : u
(D) : o
(E) : h

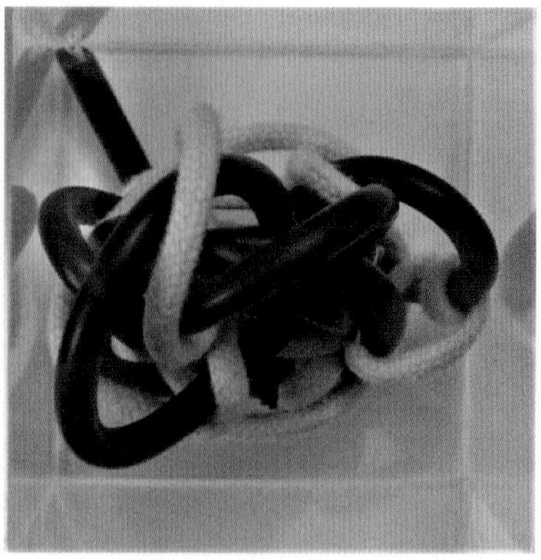

Aufgabe Nr. 9

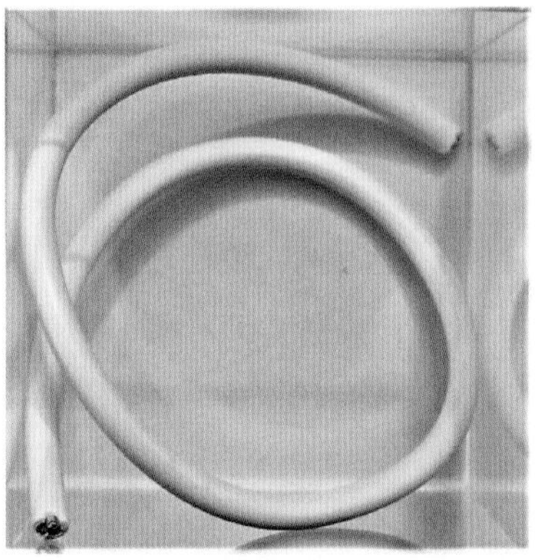

(A) : r
(B) : l
(C) : u
(D) : o
(E) : h

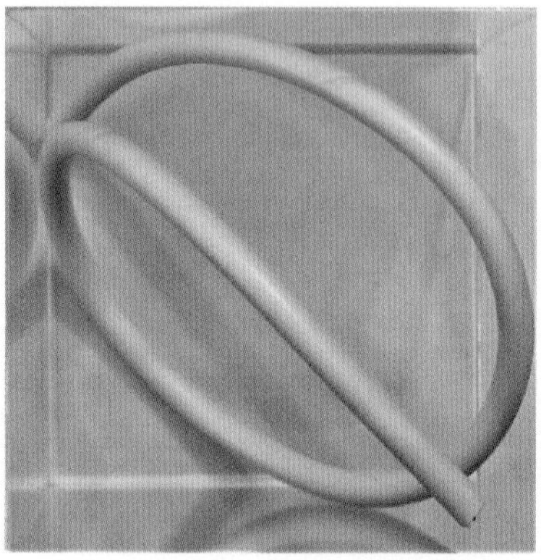

Aufgabe Nr. 10

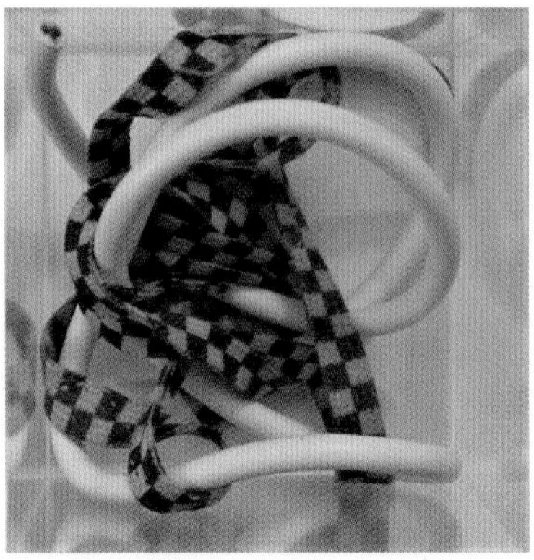

(A) : r
(B) : l
(C) : u
(D) : o
(E) : h

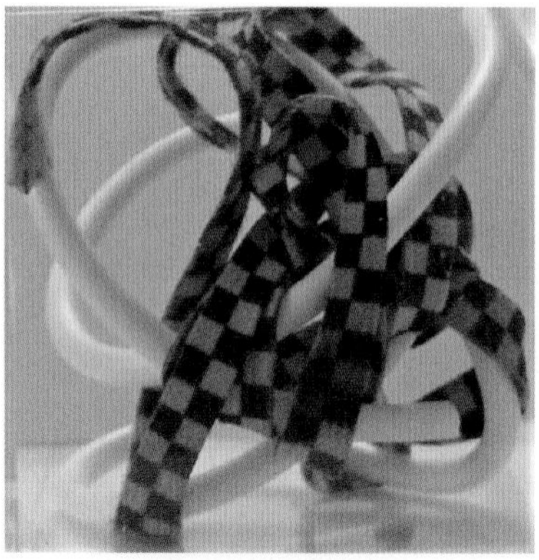

Aufgabe Nr. 11

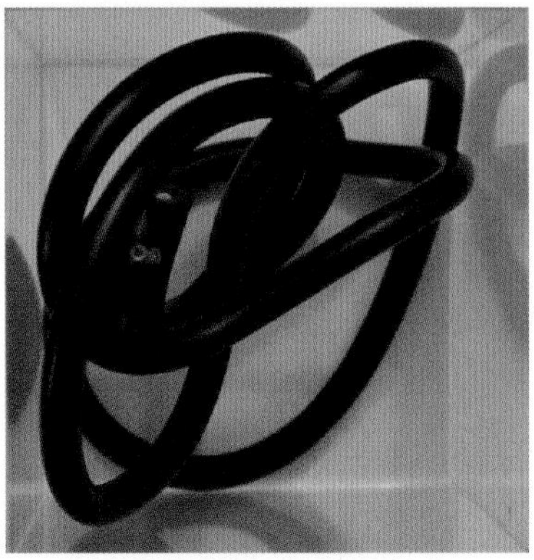

(A) : r
(B) : l
(C) : u
(D) : o
(E) : h

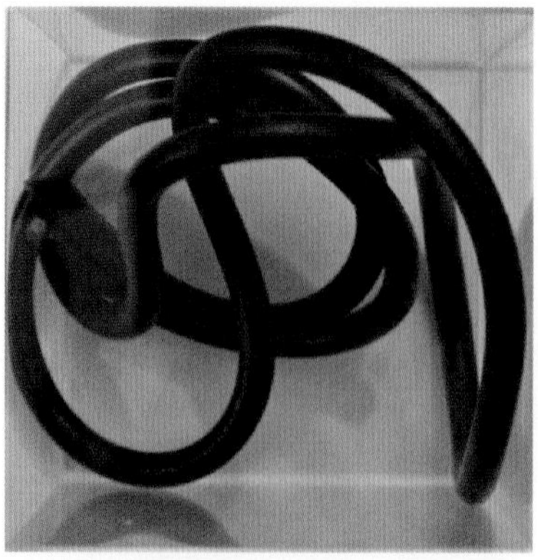

Aufgabe Nr. 12

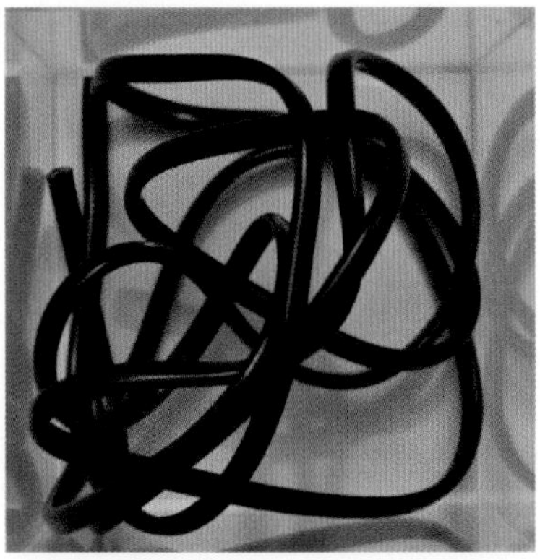

(A) : r
(B) : l
(C) : u
(D) : o
(E) : h

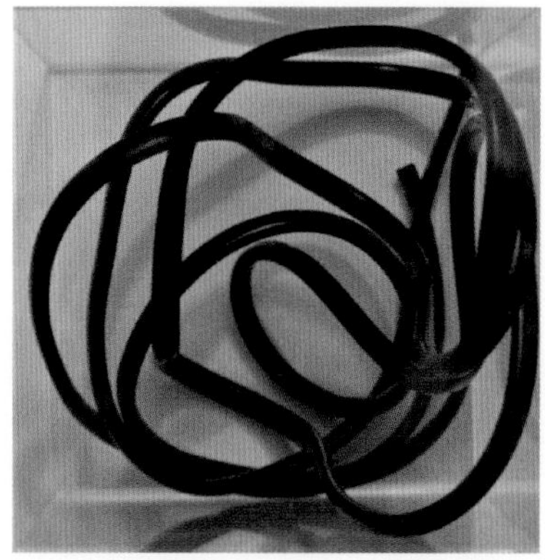

Aufgabe Nr. 13

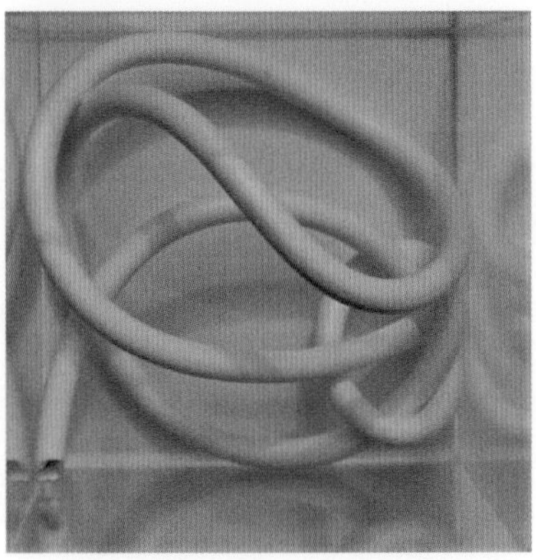

(A) : r
(B) : l
(C) : u
(D) : o
(E) : h

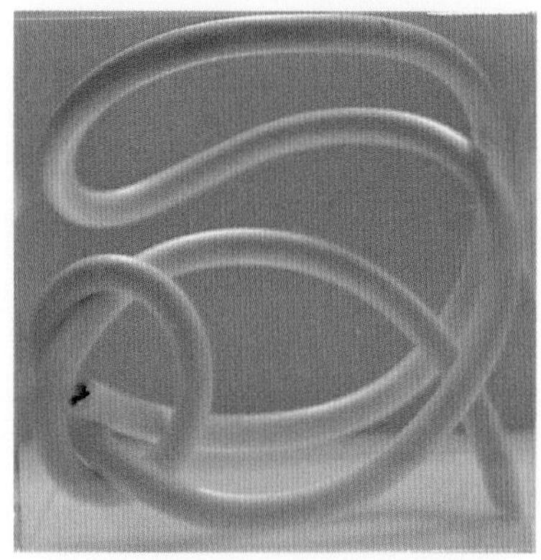

Aufgabe Nr. 14

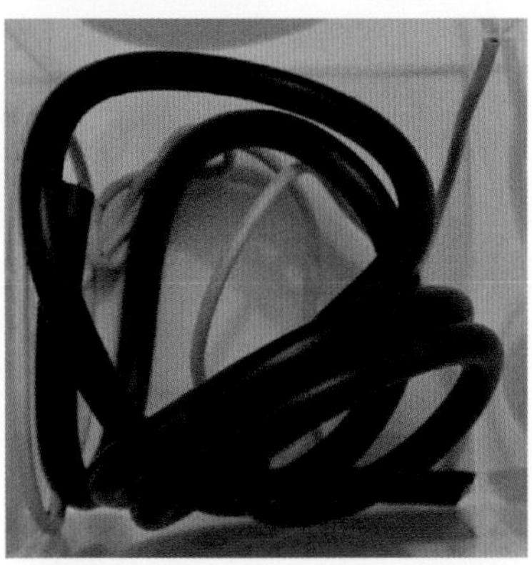

(A) : r
(B) : l
(C) : u
(D) : o
(E) : h

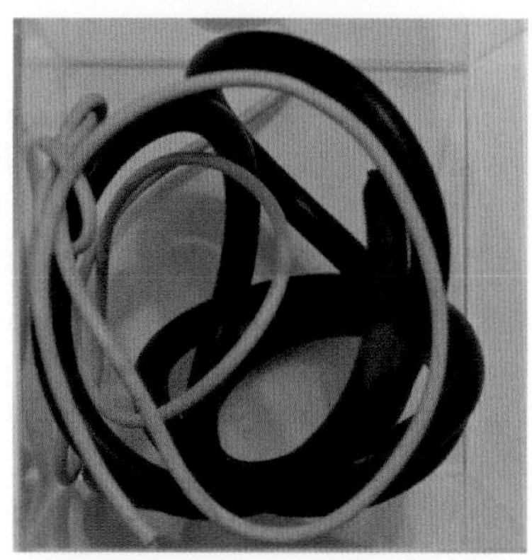

Aufgabe Nr. 15

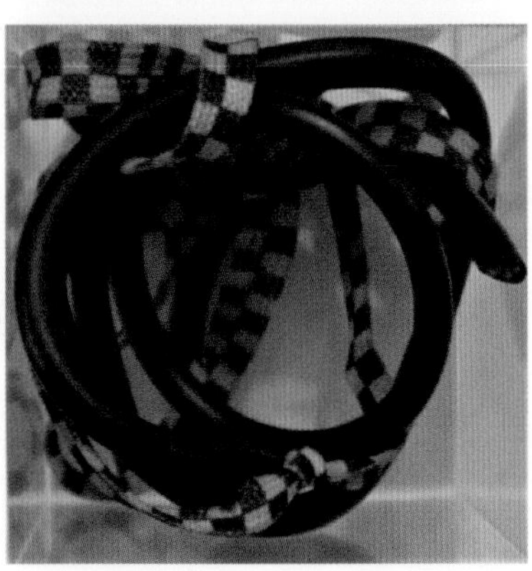

(A) : r
(B) : l
(C) : u
(D) : o
(E) : h

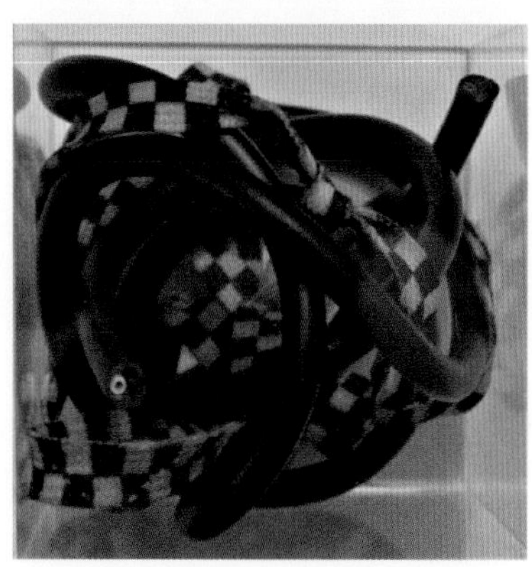

Aufgabe Nr. 16

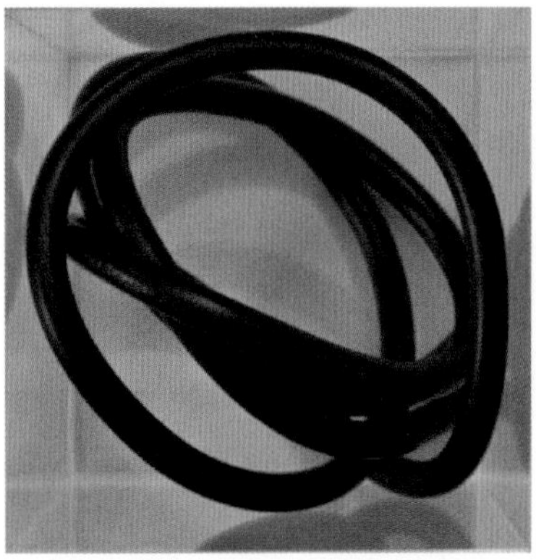

(A) : r
(B) : l
(C) : u
(D) : o
(E) : h

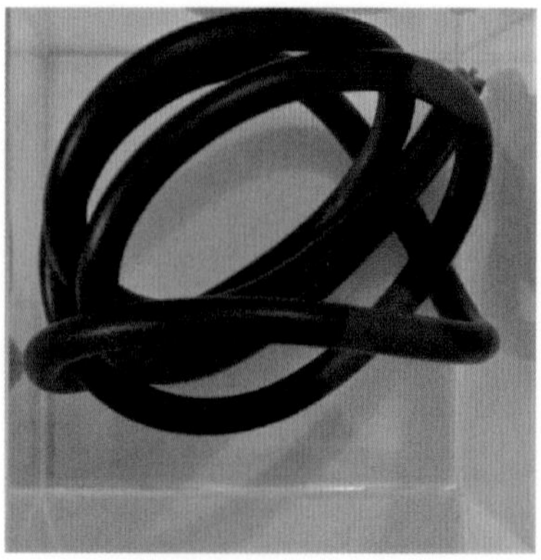

Aufgabe Nr. 17

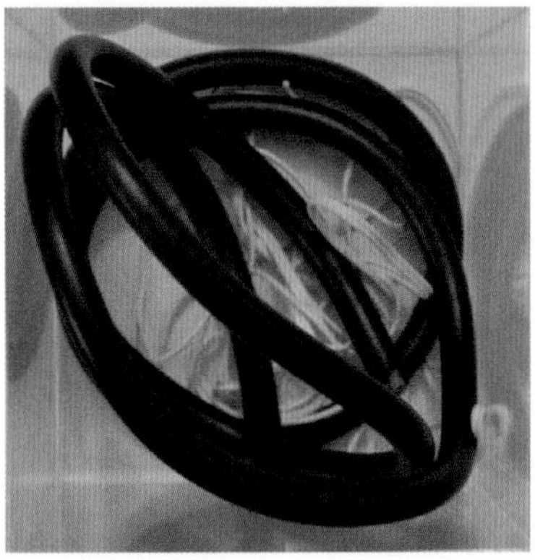

(A) : r
(B) : l
(C) : u
(D) : o
(E) : h

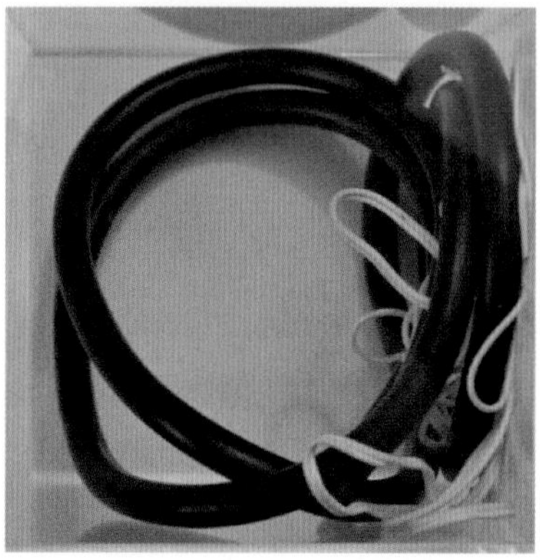

Aufgabe Nr. 18

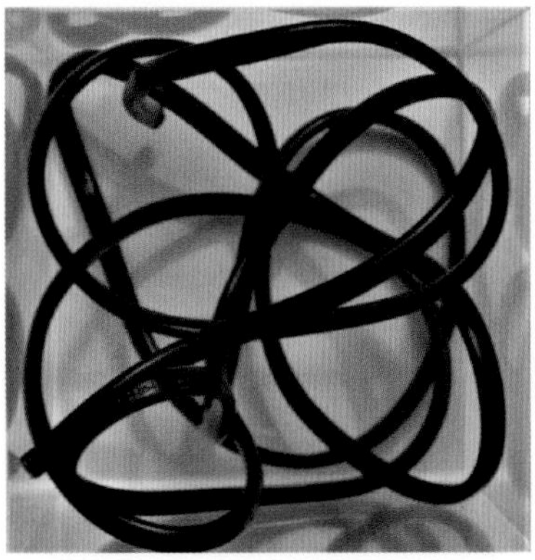

(A) : r
(B) : l
(C) : u
(D) : o
(E) : h

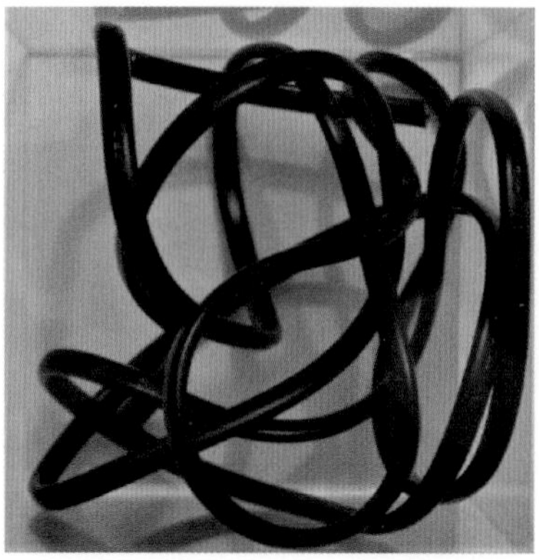

Aufgabe Nr. 19

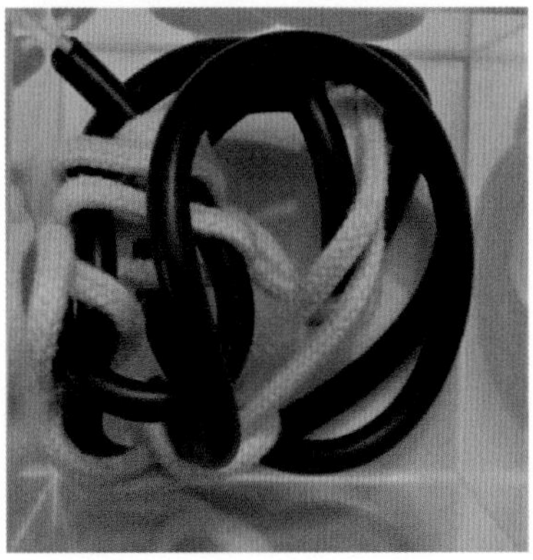

(A) : r
(B) : l
(C) : u
(D) : o
(E) : h

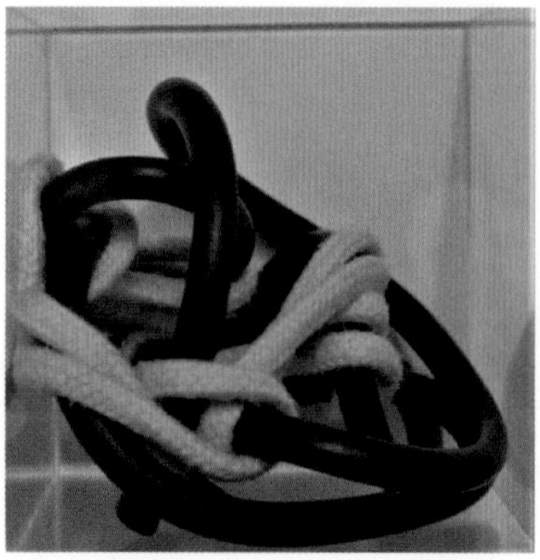

Aufgabe Nr. 20

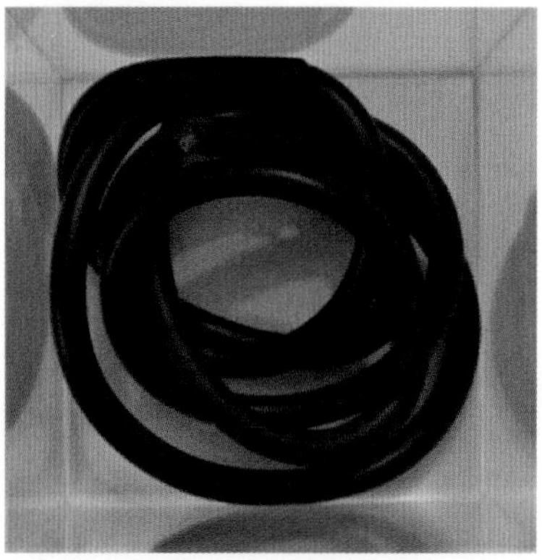

(A) : r
(B) : l
(C) : u
(D) : o
(E) : h

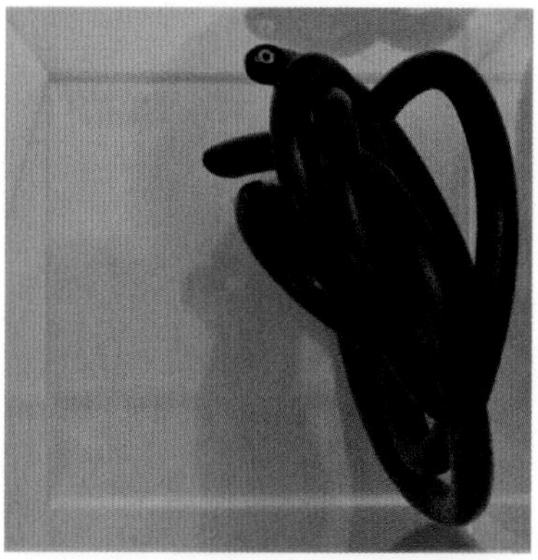

Aufgabe Nr. 21

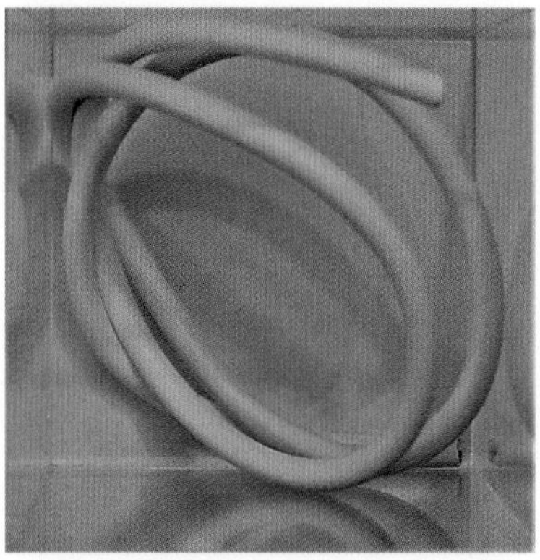

(A) : r
(B) : l
(C) : u
(D) : o
(E) : h

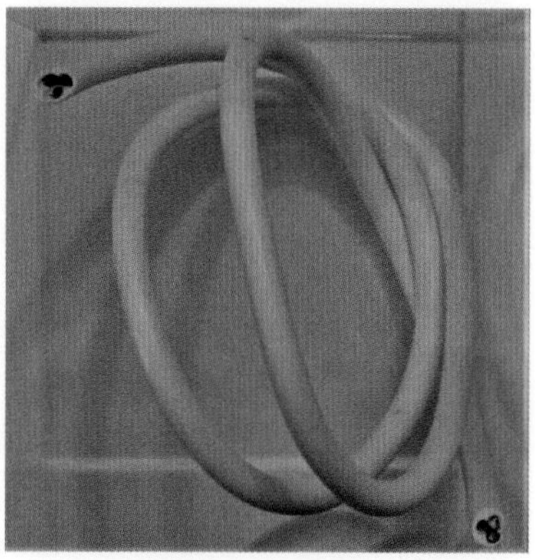

Aufgabe Nr. 22

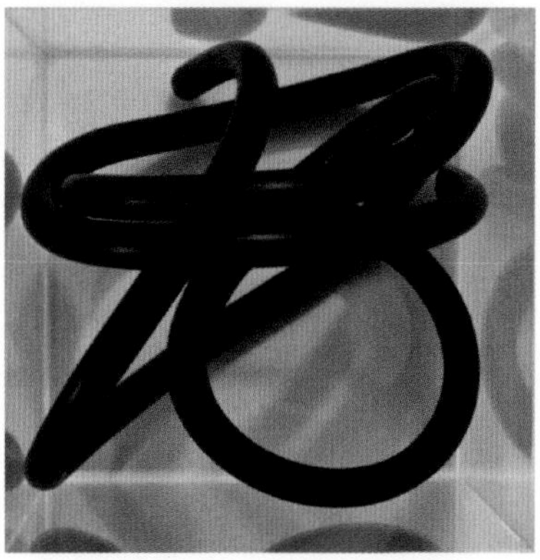

(A) : r
(B) : l
(C) : u
(D) : o
(E) : h

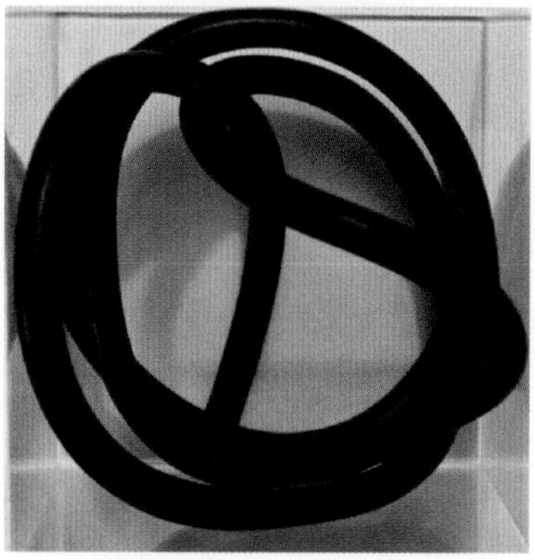

Aufgabe Nr. 23

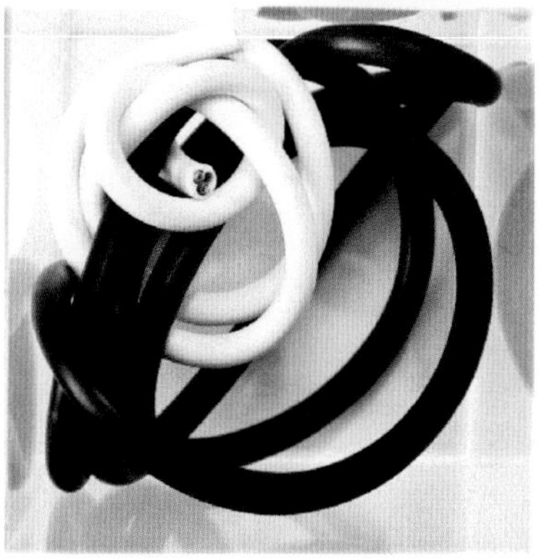

(A) : r
(B) : l
(C) : u
(D) : o
(E) : h

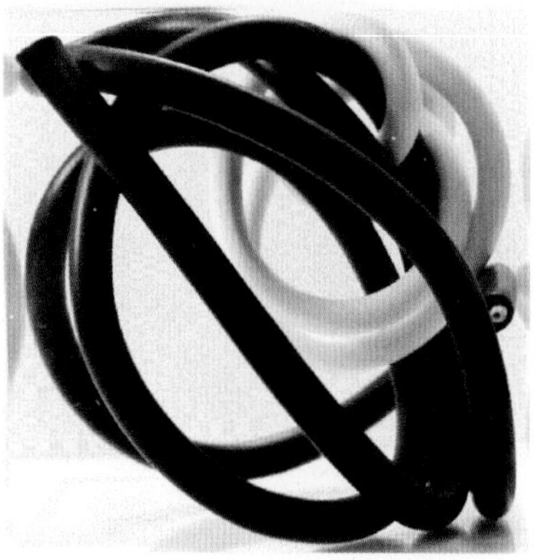

Aufgabe Nr. 24

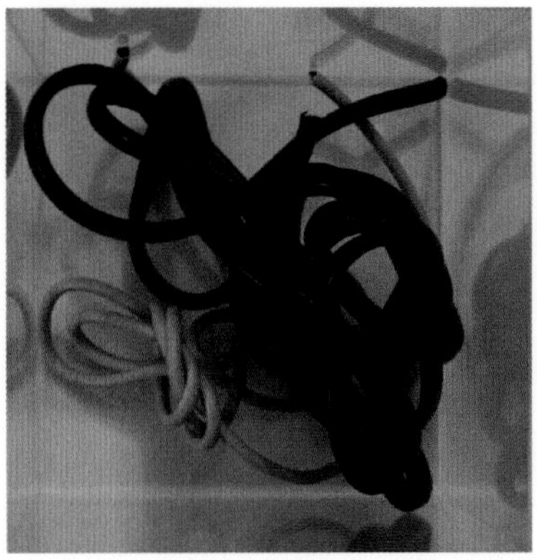

(A) : r
(B) : l
(C) : u
(D) : o
(E) : h

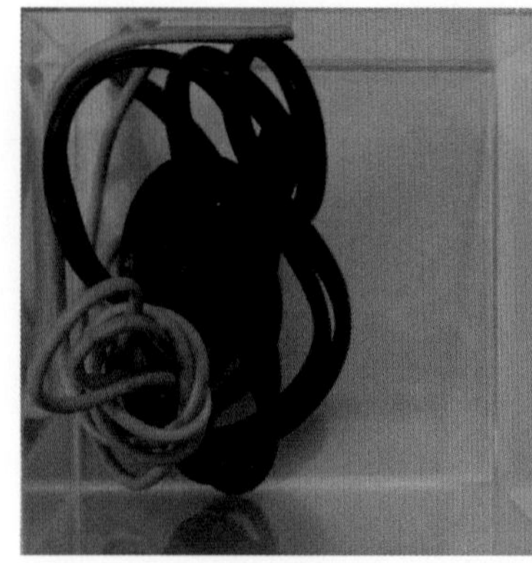

Übungsset 3

Jede Aufgabe besteht aus zwei Abbildungen eines durchsichtigen Würfels samt Inhalt. Die erste Abbildung (links) zeigt den Würfel stets von vorne. Sie sollen herausfinden, aus welcher Perspektive (rechts: r, links: l, unten: u, oben: o, hinten: h) der Würfel im zweiten Bild gezeigt wird. (TMS: 15 Min. für 24 Aufgaben, EMS: 12 Min. für 20 Aufgaben)

Aufgabe Nr. 1

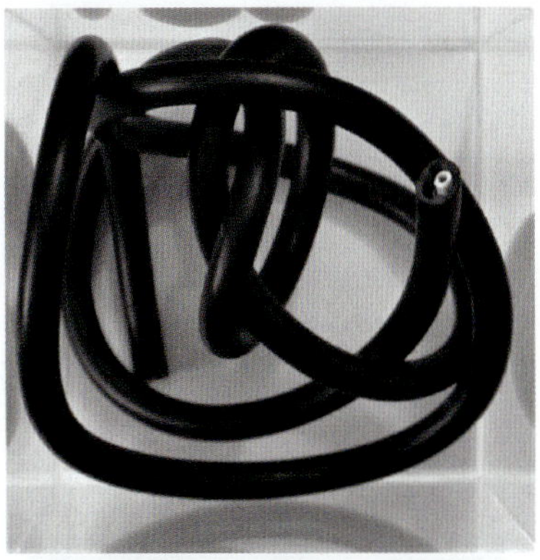

(A) : r
(B) : l
(C) : u
(D) : o
(E) : h

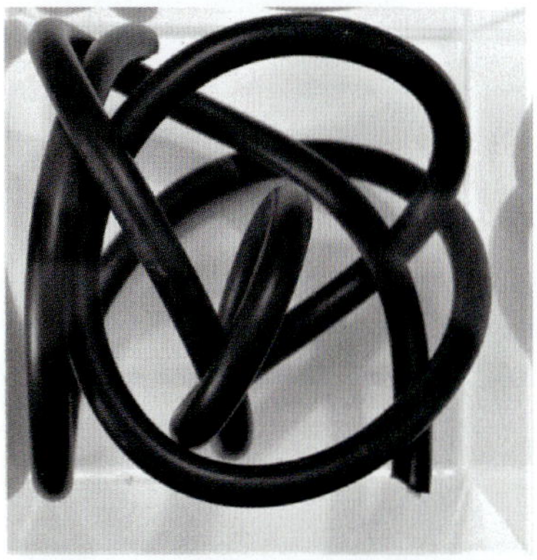

Aufgabe Nr. 2

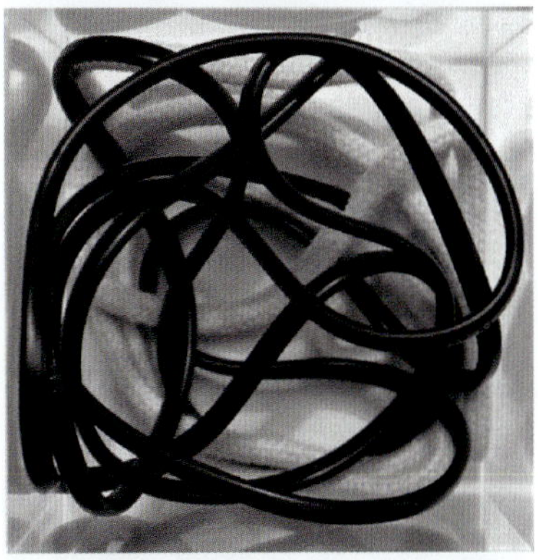

(A) : r
(B) : l
(C) : u
(D) : o
(E) : h

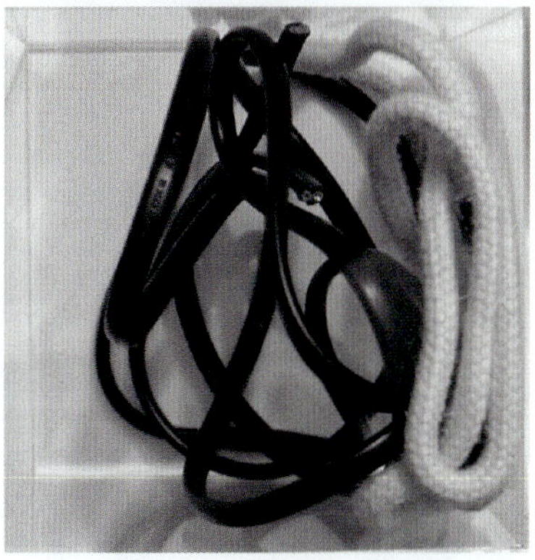

Aufgabe Nr. 3

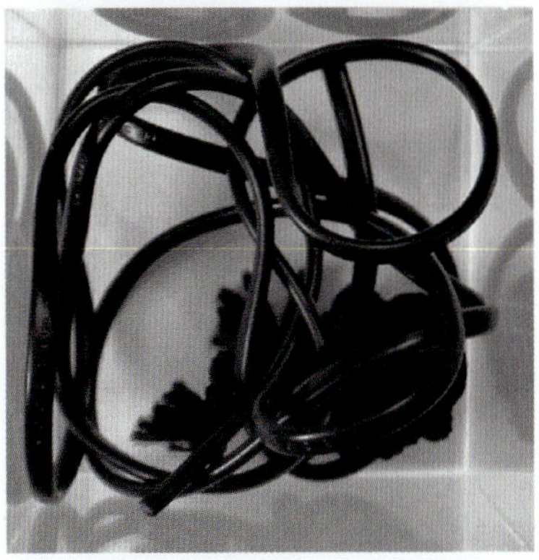

(A) : r
(B) : l
(C) : u
(D) : o
(E) : h

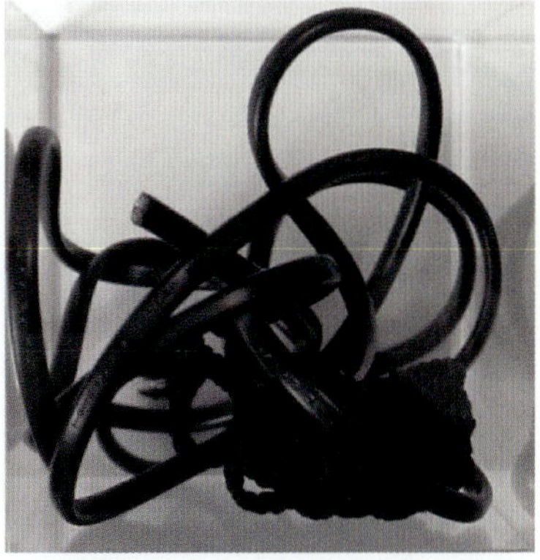

Aufgabe Nr. 4

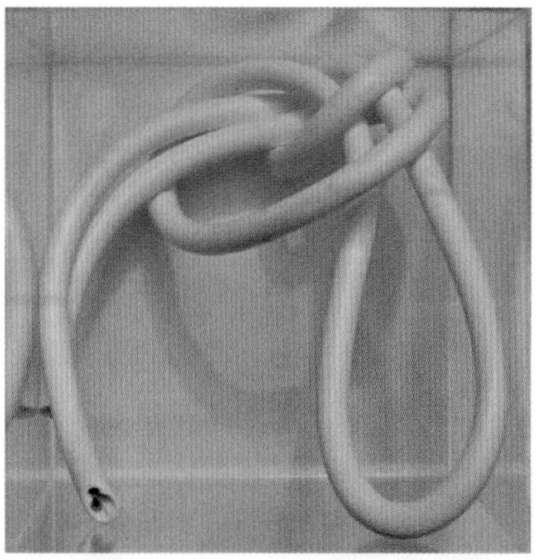

(A) : r
(B) : l
(C) : u
(D) : o
(E) : h

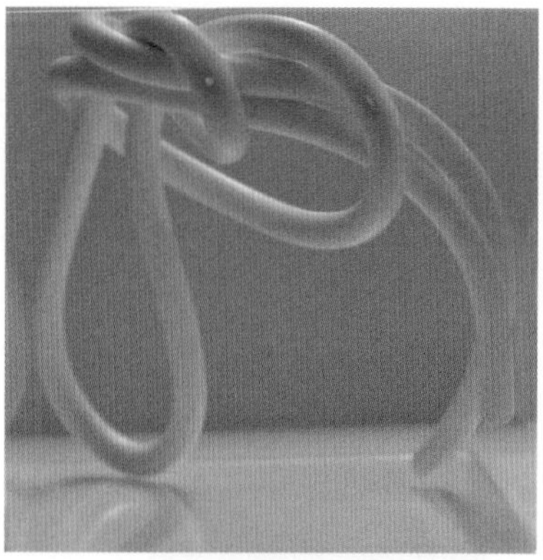

Aufgabe Nr. 5

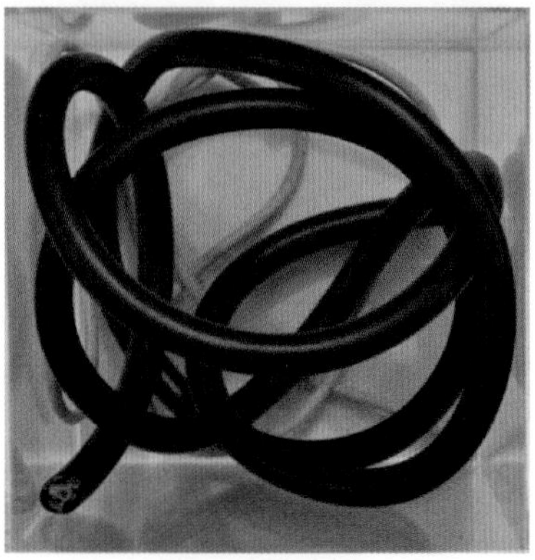

(A) : r
(B) : l
(C) : u
(D) : o
(E) : h

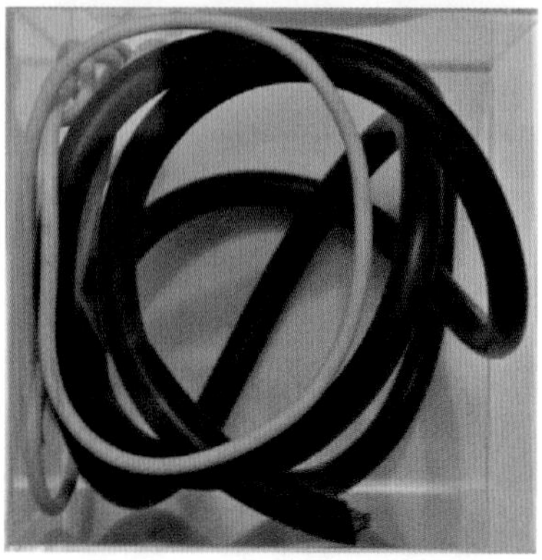

Aufgabe Nr. 6

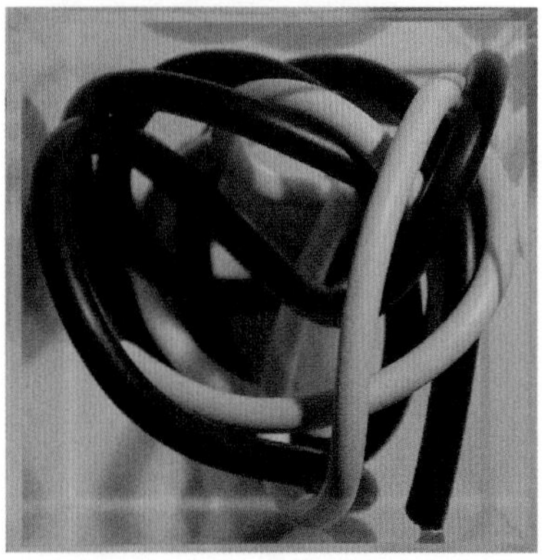

(A) : r
(B) : l
(C) : u
(D) : o
(E) : h

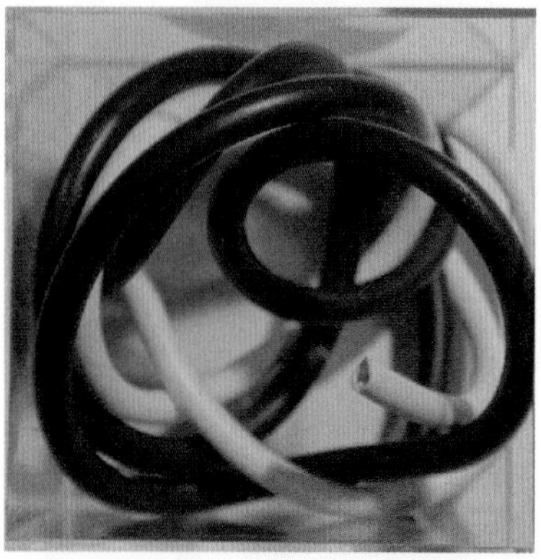

Aufgabe Nr. 7

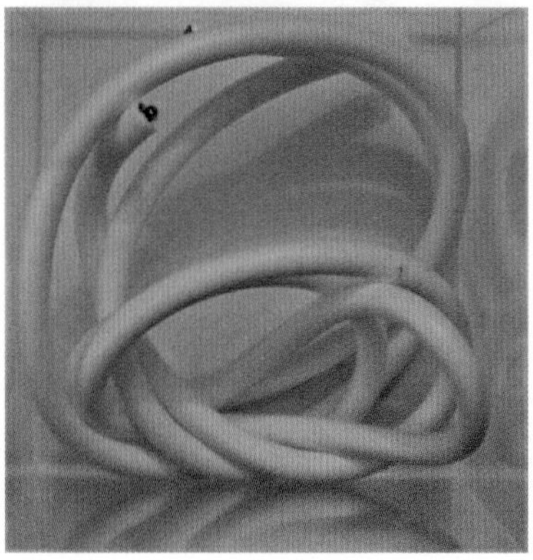

(A) : r
(B) : l
(C) : u
(D) : o
(E) : h

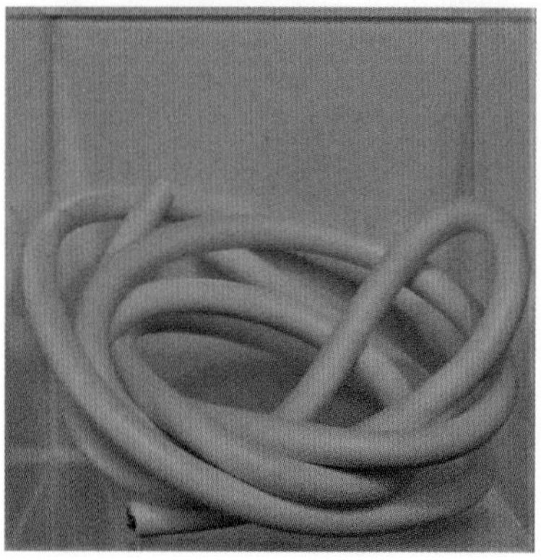

Aufgabe Nr. 8

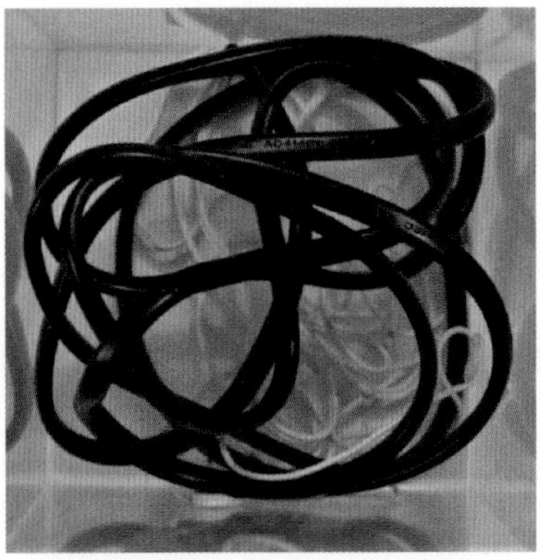

(A) : r
(B) : l
(C) : u
(D) : o
(E) : h

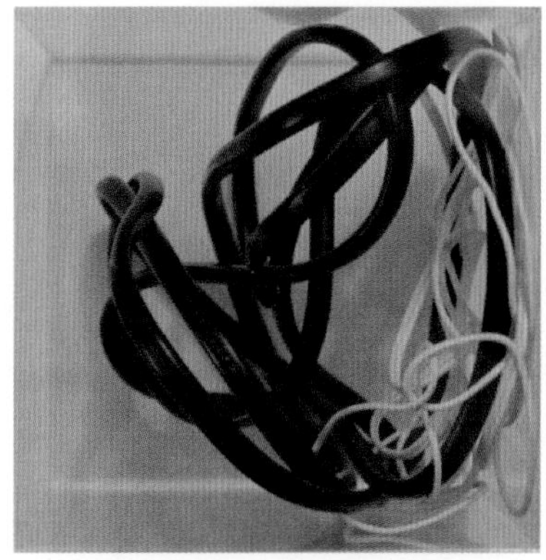

Aufgabe Nr. 9

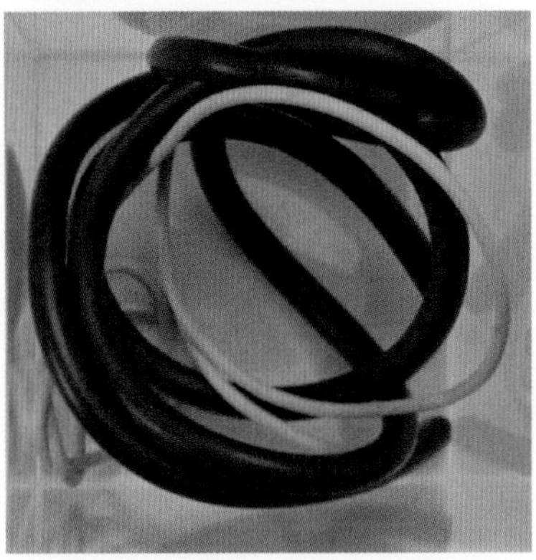

(A) : r
(B) : l
(C) : u
(D) : o
(E) : h

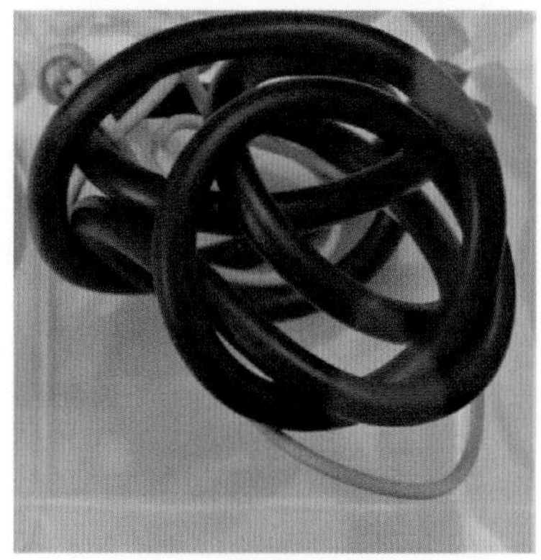

Aufgabe Nr. 10

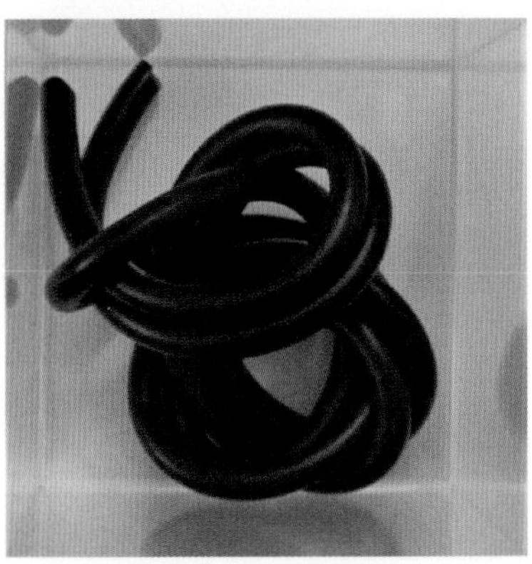

(A) : r
(B) : l
(C) : u
(D) : o
(E) : h

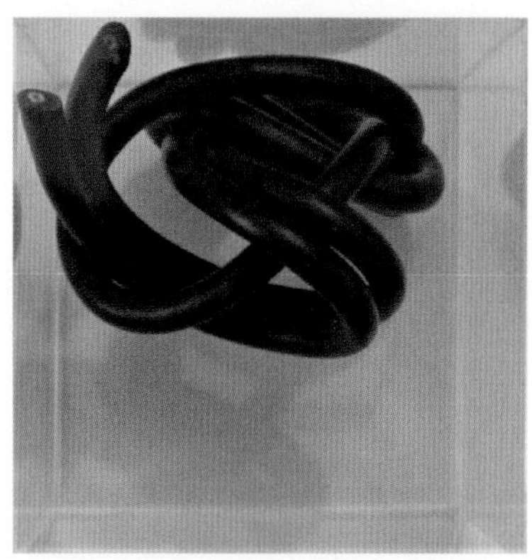

Aufgabe Nr. 11

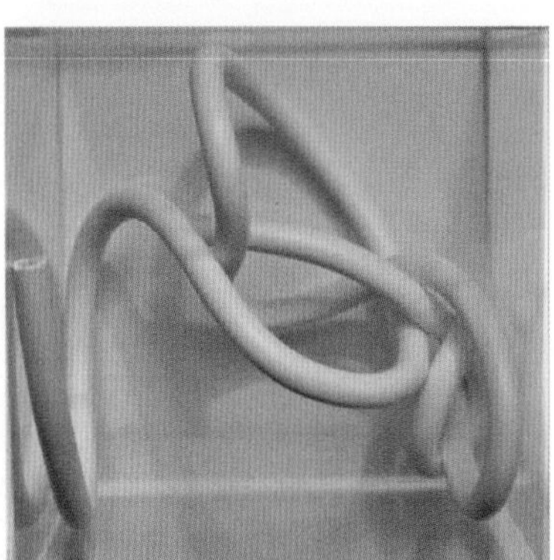

(A) : r
(B) : l
(C) : u
(D) : o
(E) : h

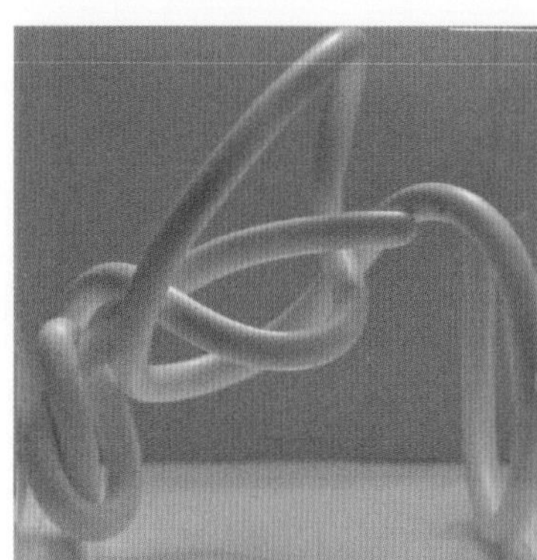

Aufgabe Nr. 12

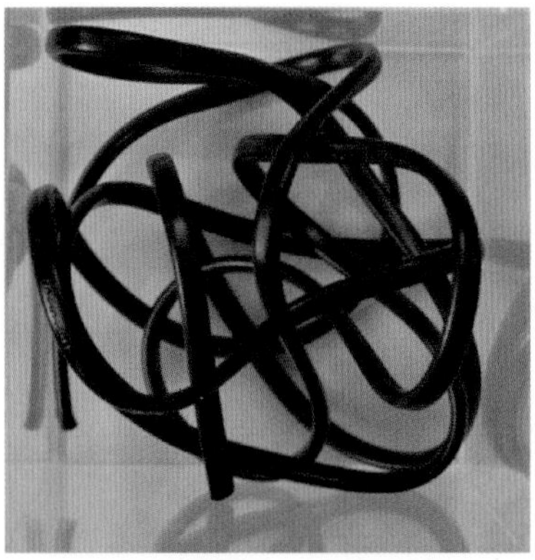

(A) : r
(B) : l
(C) : u
(D) : o
(E) : h

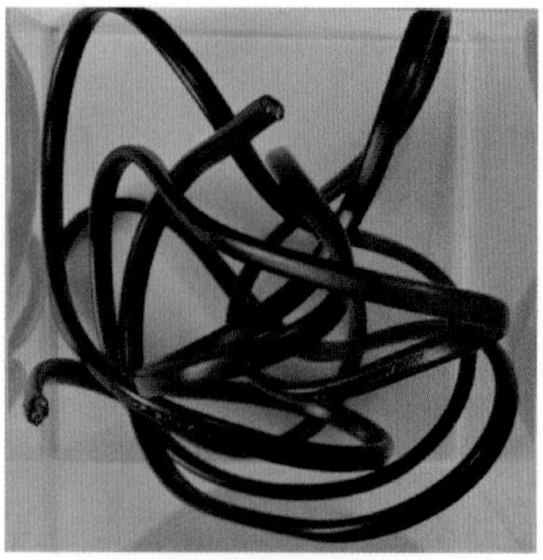

Aufgabe Nr. 13

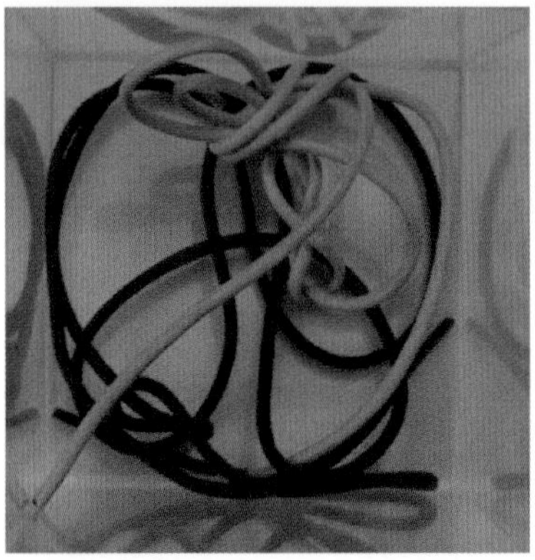

(A) : r
(B) : l
(C) : u
(D) : o
(E) : h

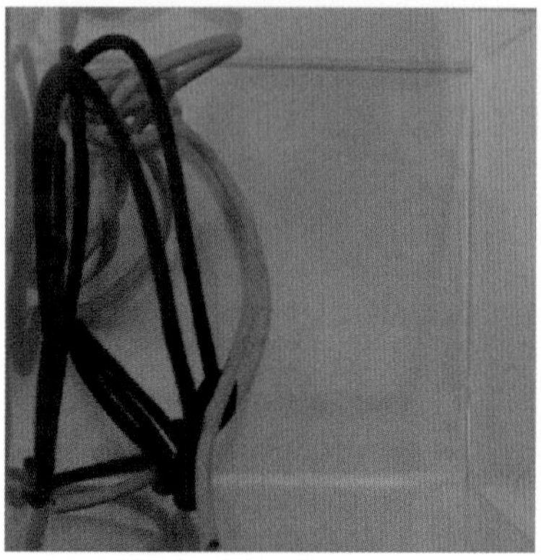

Aufgabe Nr. 14

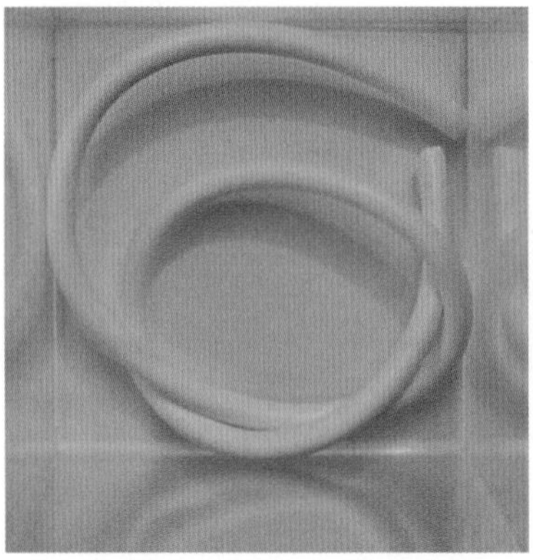

(A) : r
(B) : l
(C) : u
(D) : o
(E) : h

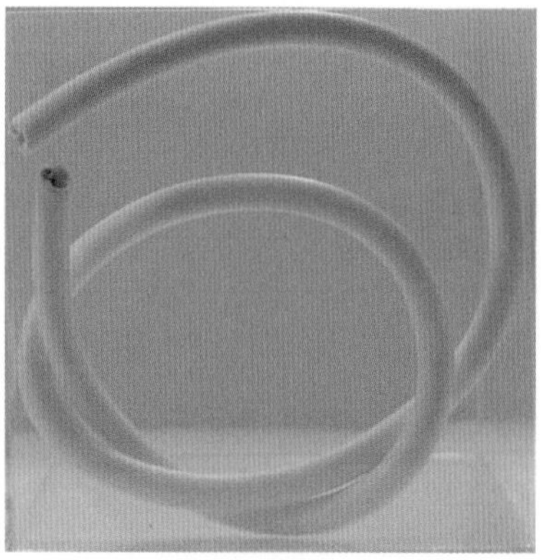

Aufgabe Nr. 15

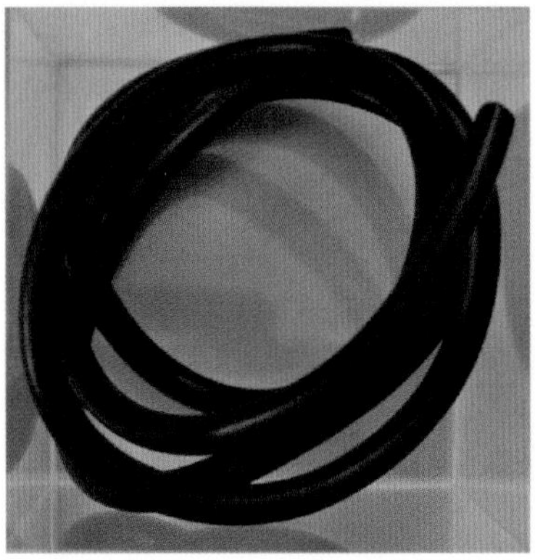

(A) : r
(B) : l
(C) : u
(D) : o
(E) : h

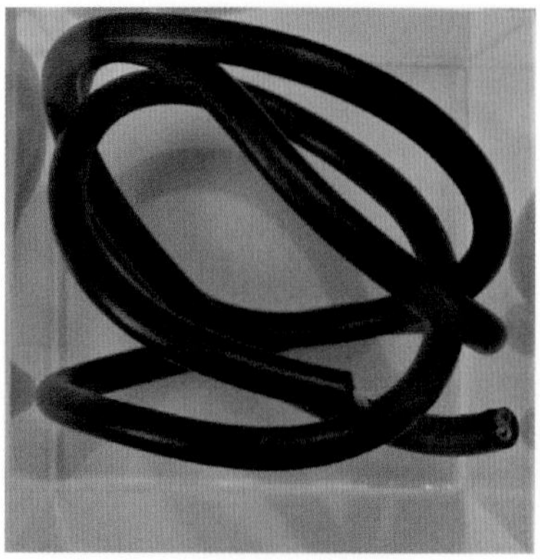

Aufgabe Nr. 16

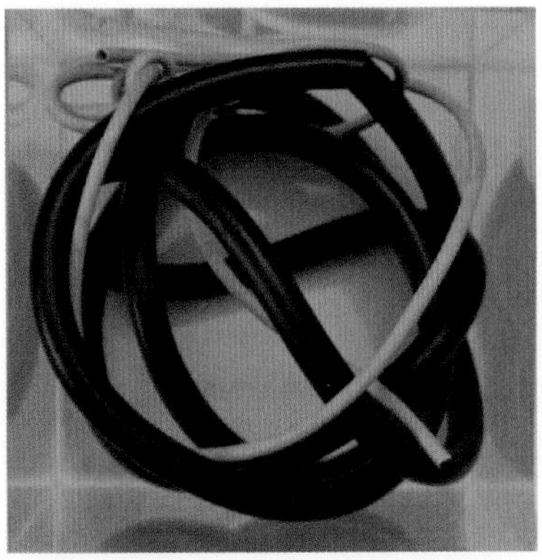

(A) : r
(B) : l
(C) : u
(D) : o
(E) : h

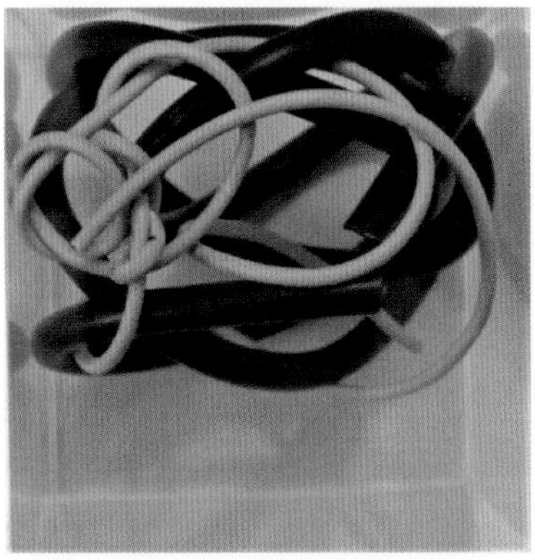

Aufgabe Nr. 17

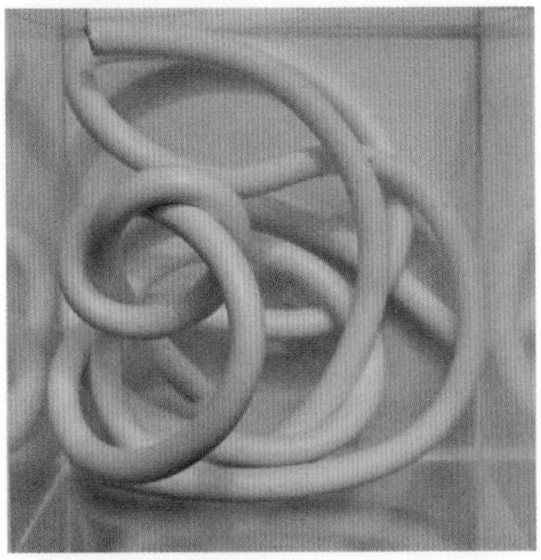

(A) : r
(B) : l
(C) : u
(D) : o
(E) : h

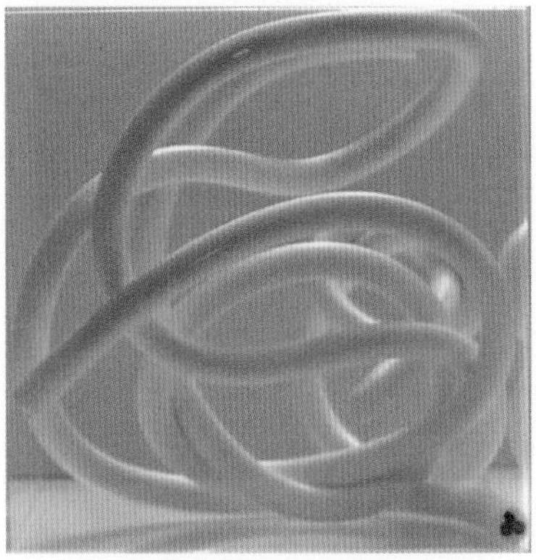

Aufgabe Nr. 18

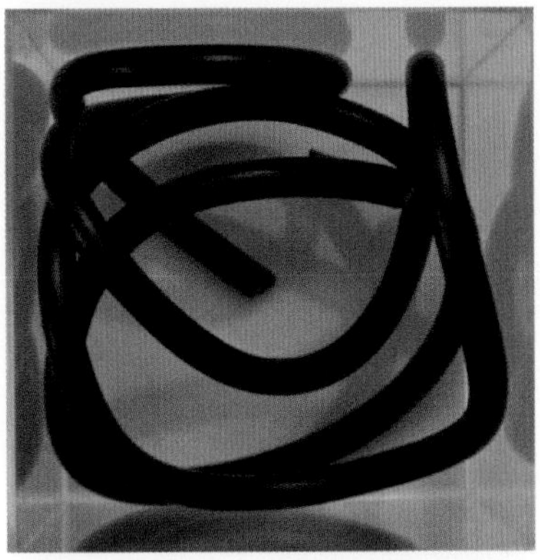

(A) : r
(B) : l
(C) : u
(D) : o
(E) : h

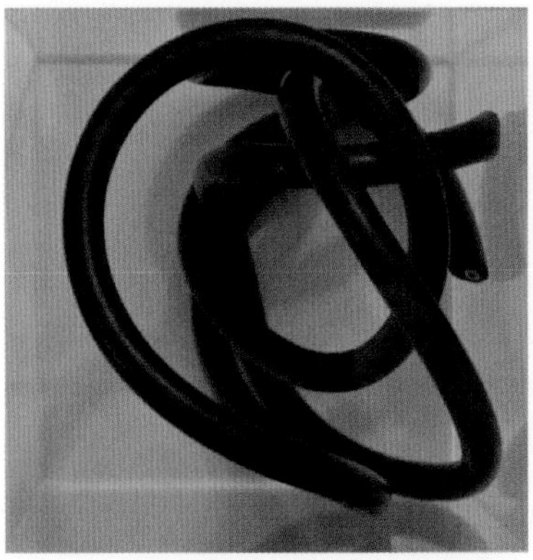

Aufgabe Nr. 19

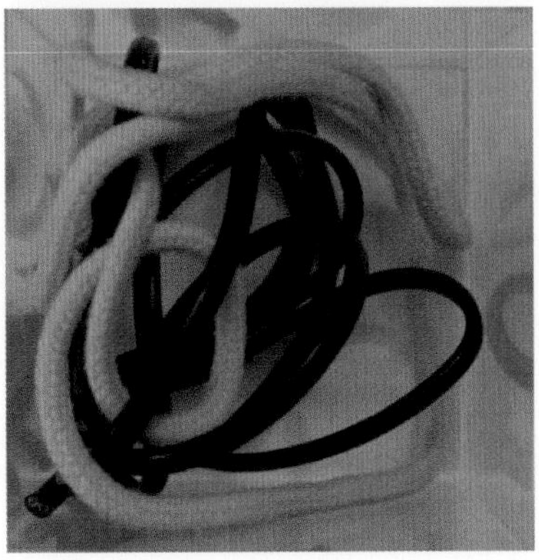

(A) : r
(B) : l
(C) : u
(D) : o
(E) : h

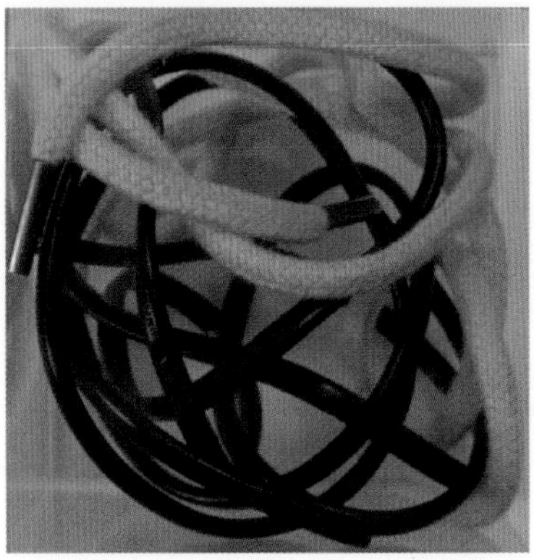

Aufgabe Nr. 20

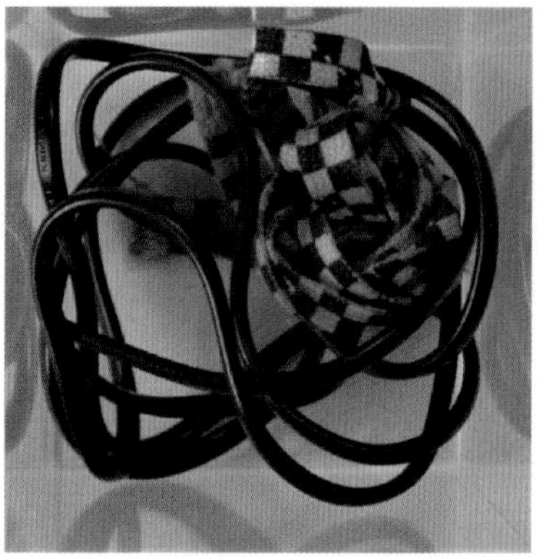

(A) : r
(B) : l
(C) : u
(D) : o
(E) : h

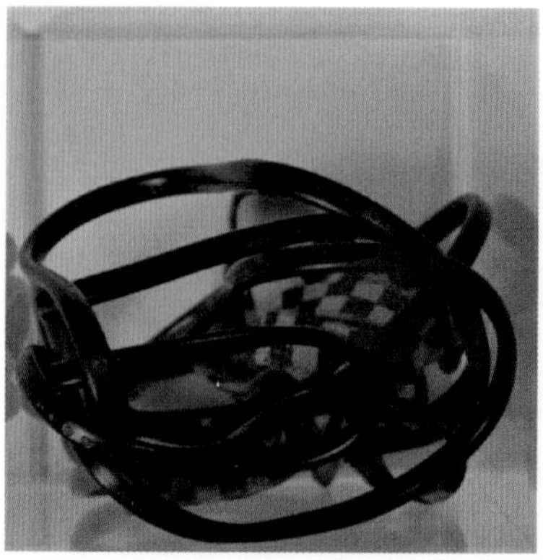

Aufgabe Nr. 21

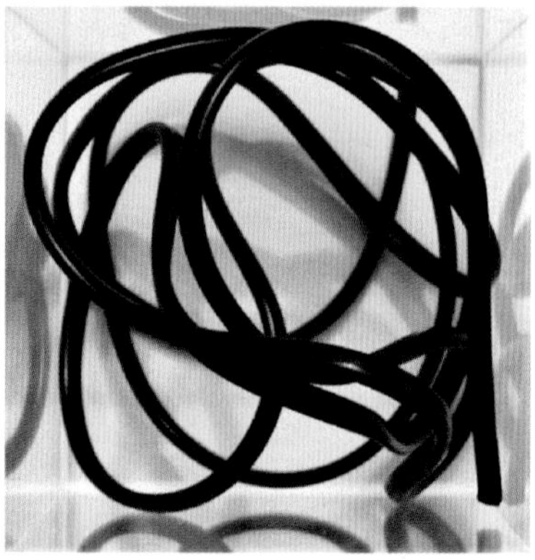

(A) : r
(B) : l
(C) : u
(D) : o
(E) : h

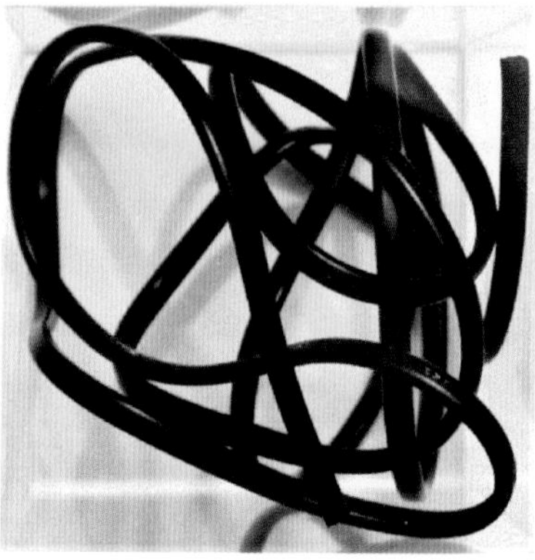

Aufgabe Nr. 22

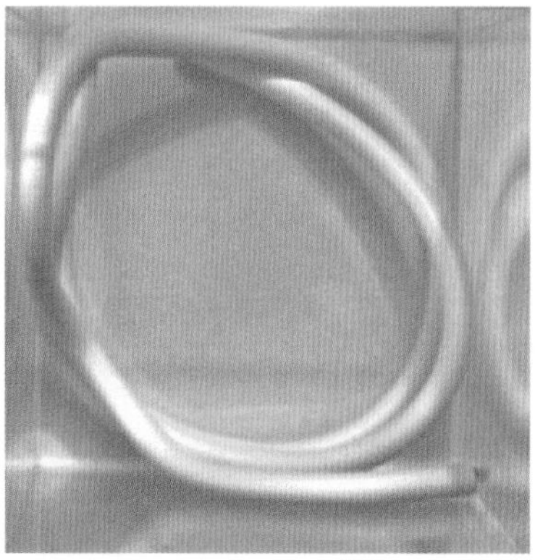

(A) : r
(B) : l
(C) : u
(D) : o
(E) : h

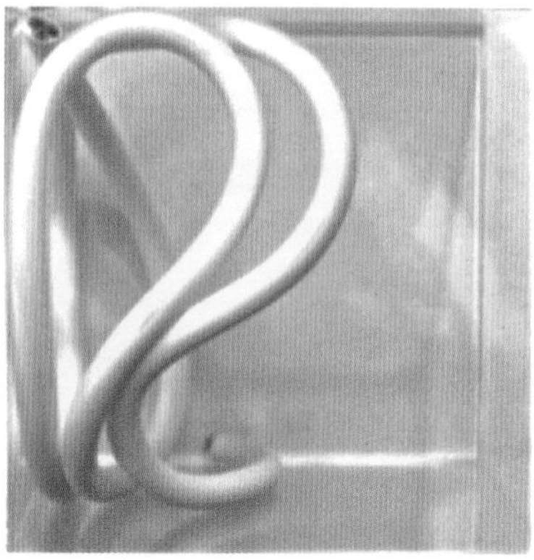

Aufgabe Nr. 23

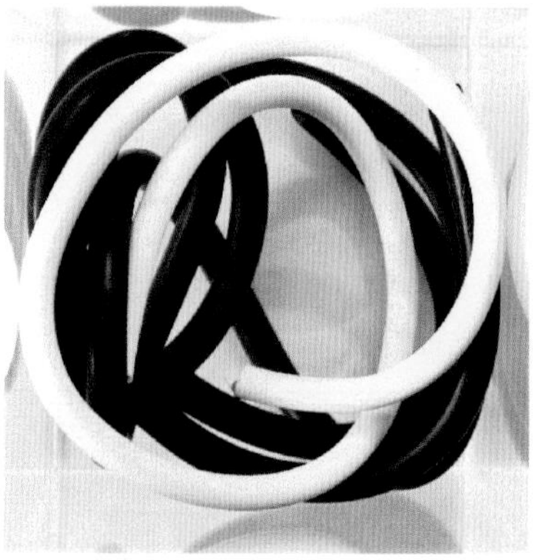

(A) : r
(B) : l
(C) : u
(D) : o
(E) : h

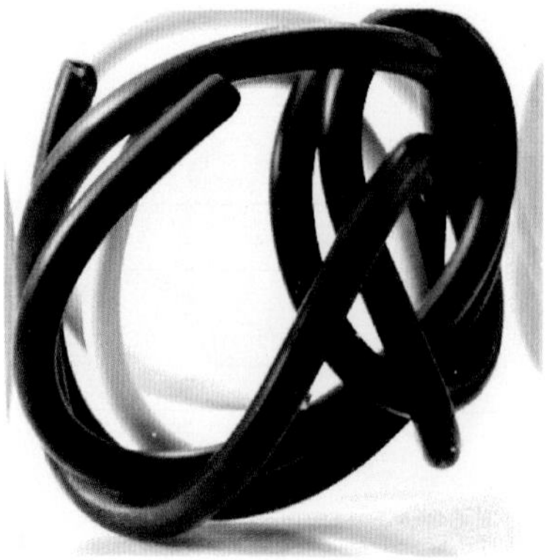

Aufgabe Nr. 24

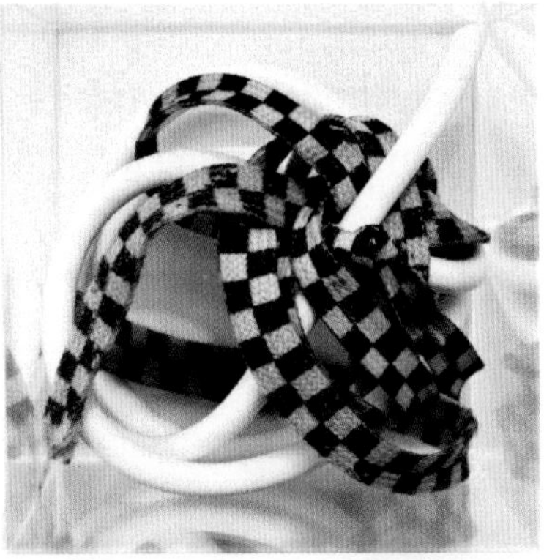

(A) : r
(B) : l
(C) : u
(D) : o
(E) : h

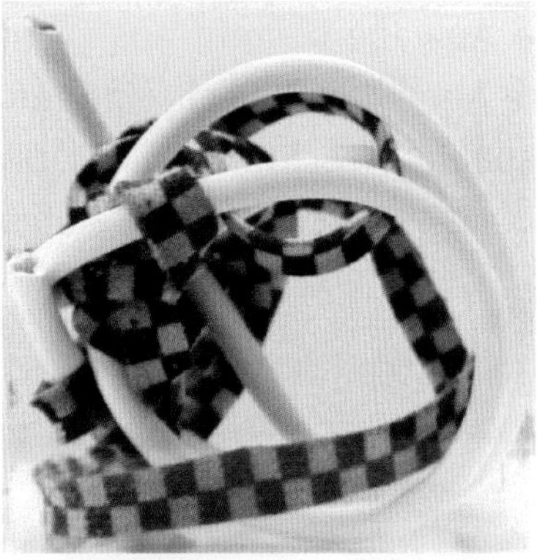

Übungsset 4

Jede Aufgabe besteht aus zwei Abbildungen eines durchsichtigen Würfels samt Inhalt. Die erste Abbildung (links) zeigt den Würfel stets von vorne. Sie sollen herausfinden, aus welcher Perspektive (rechts: r, links: l, unten: u, oben: o, hinten: h) der Würfel im zweiten Bild gezeigt wird. (TMS: 15 Min. für 24 Aufgaben, EMS: 12 Min. für 20 Aufgaben)

Aufgabe Nr. 1

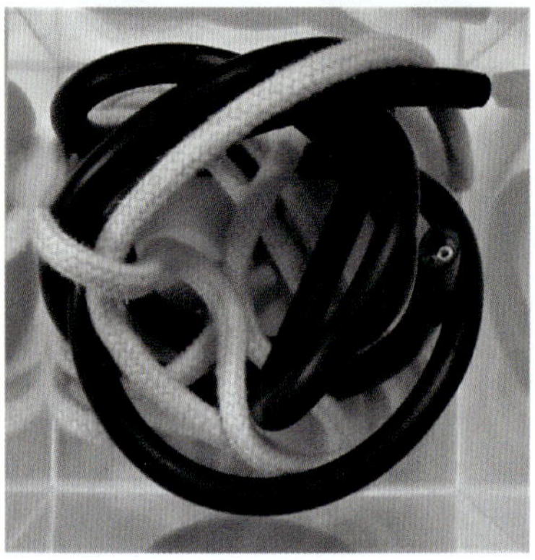

(A) : r
(B) : l
(C) : u
(D) : o
(E) : h

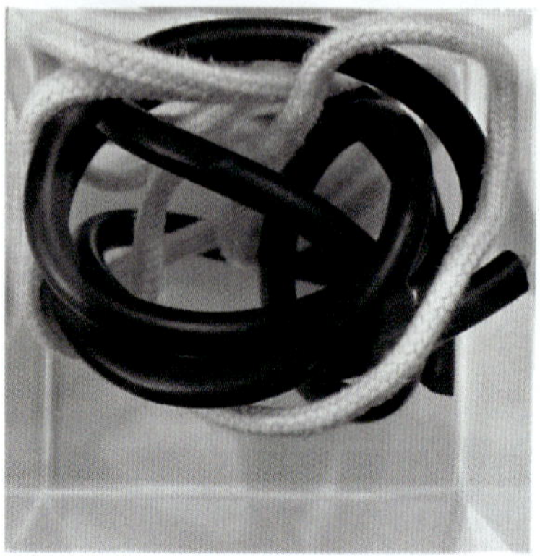

Aufgabe Nr. 2

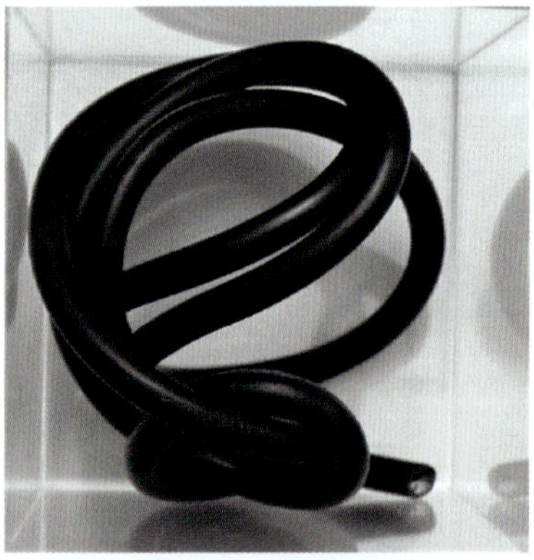

(A) : r
(B) : l
(C) : u
(D) : o
(E) : h

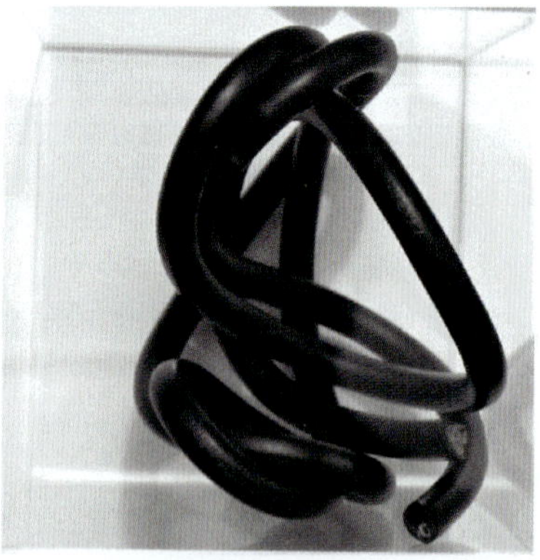

Aufgabe Nr. 3

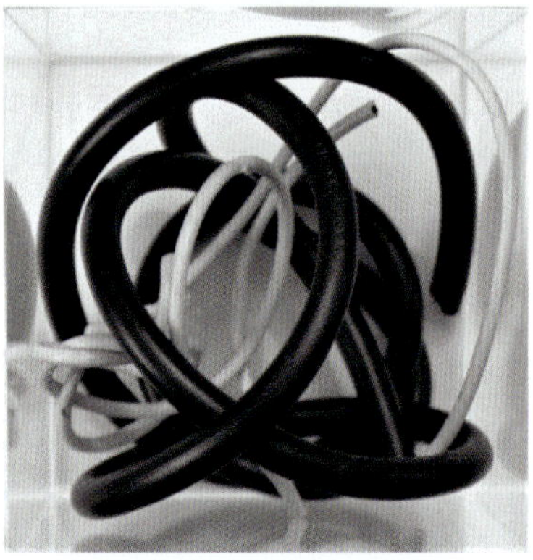

(A) : r
(B) : l
(C) : u
(D) : o
(E) : h

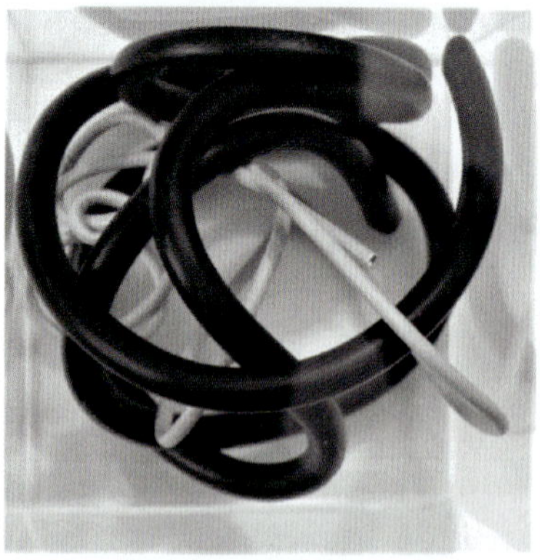

Aufgabe Nr. 4

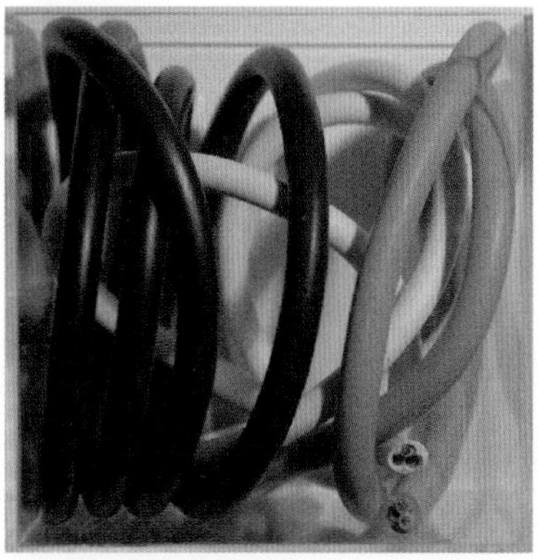

(A) : r
(B) : l
(C) : u
(D) : o
(E) : h

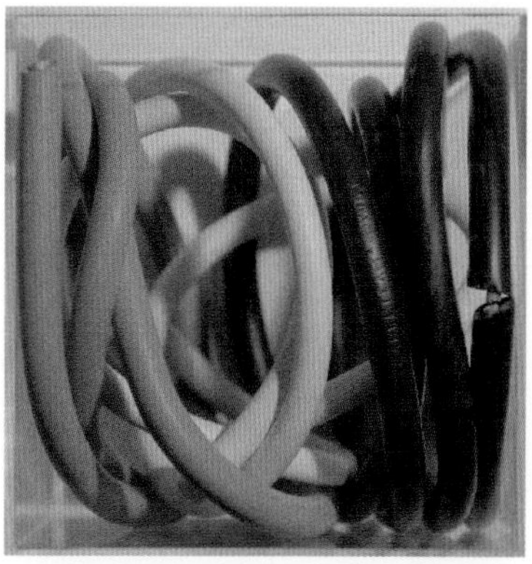

Aufgabe Nr. 5

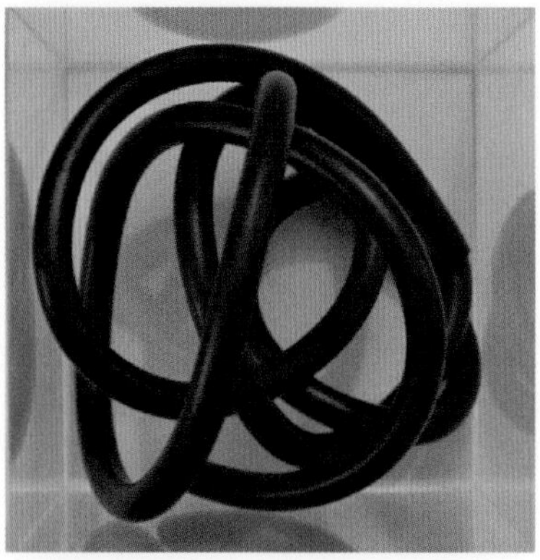

(A) : r
(B) : l
(C) : u
(D) : o
(E) : h

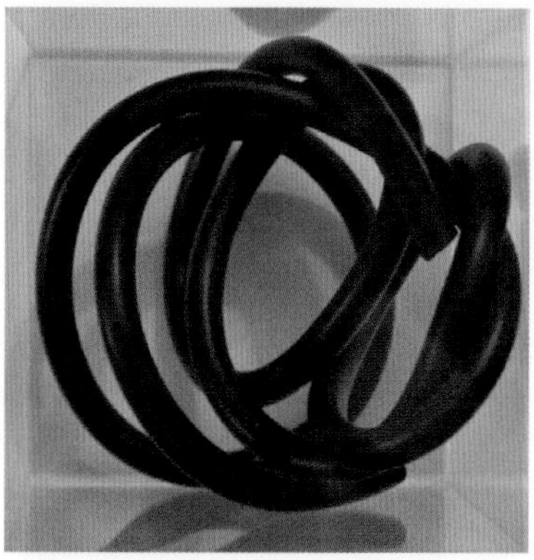

Aufgabe Nr. 6

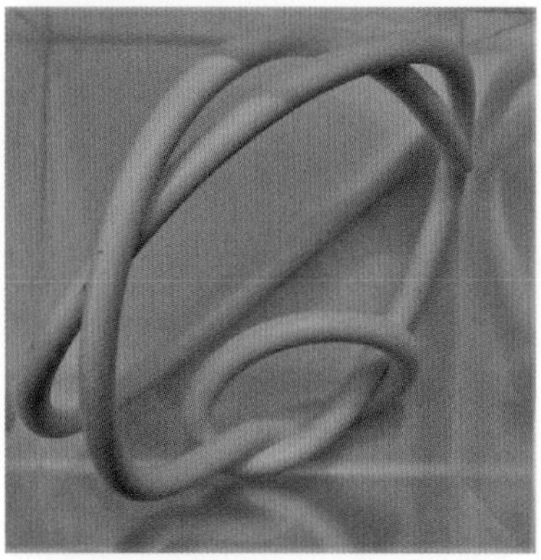

(A) : r
(B) : l
(C) : u
(D) : o
(E) : h

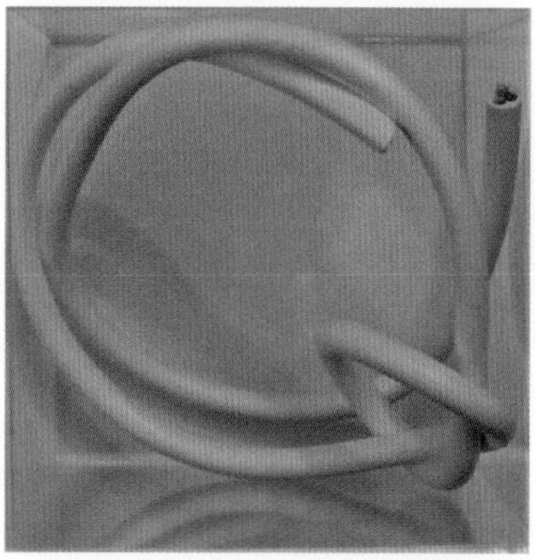

Aufgabe Nr. 7

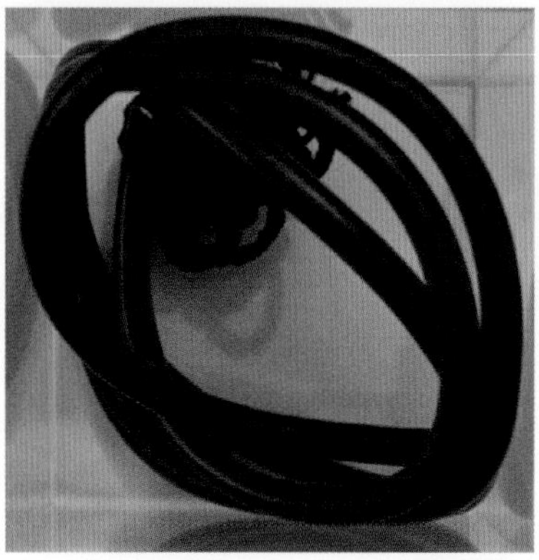

(A) : r
(B) : l
(C) : u
(D) : o
(E) : h

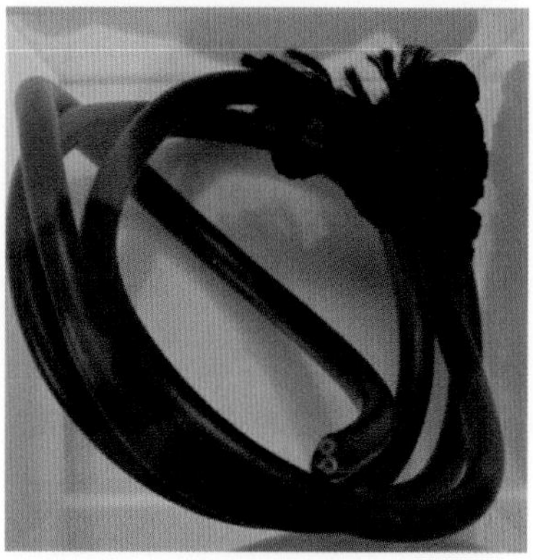

Aufgabe Nr. 8

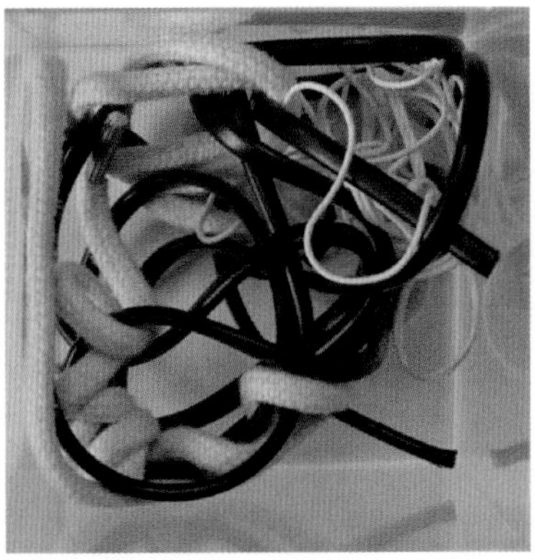

(A) : r
(B) : l
(C) : u
(D) : o
(E) : h

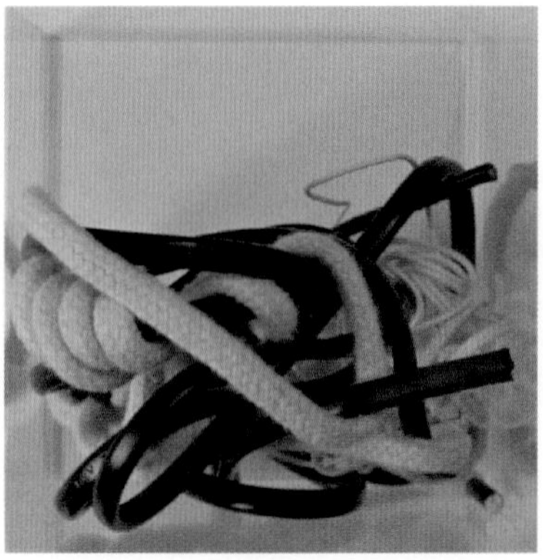

Aufgabe Nr. 9

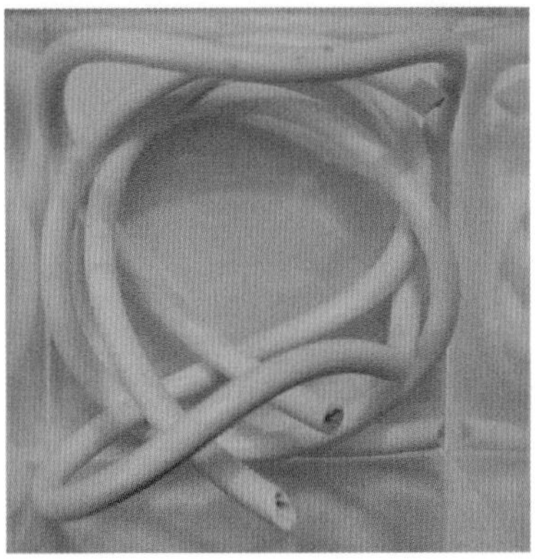

(A) : r
(B) : l
(C) : u
(D) : o
(E) : h

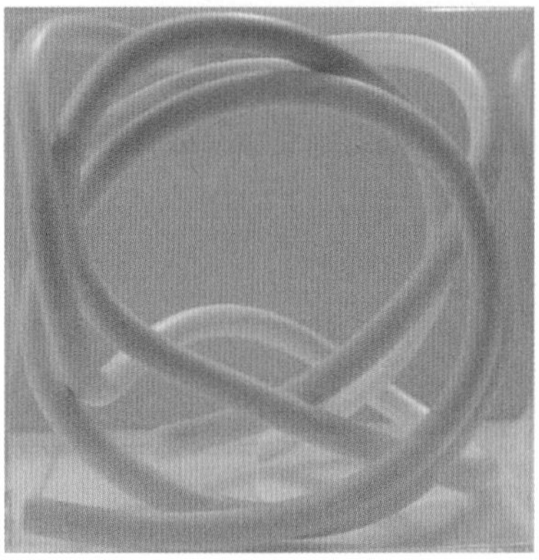

Aufgabe Nr. 10

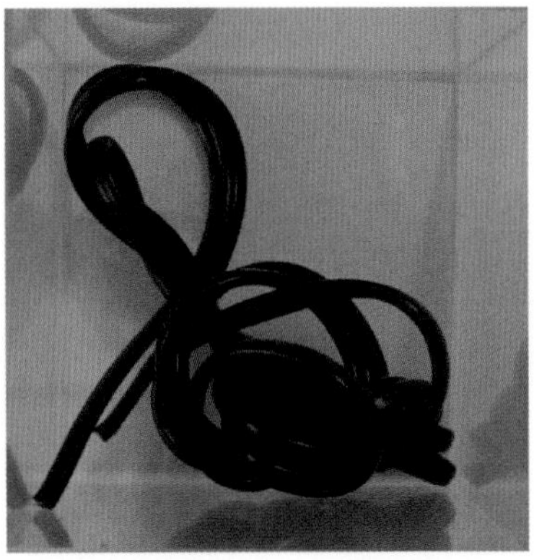

(A) : r
(B) : l
(C) : u
(D) : o
(E) : h

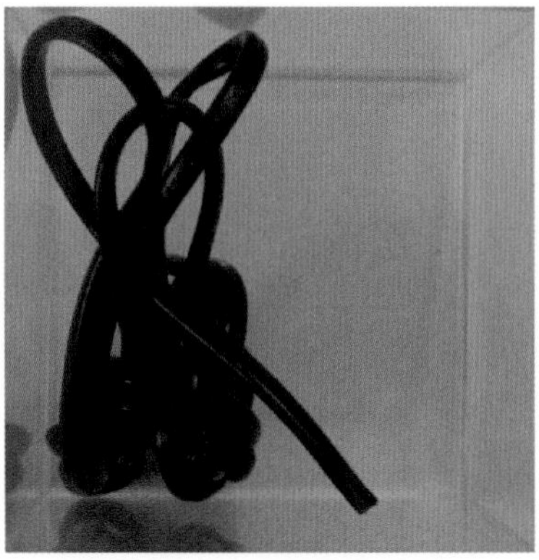

Aufgabe Nr. 11

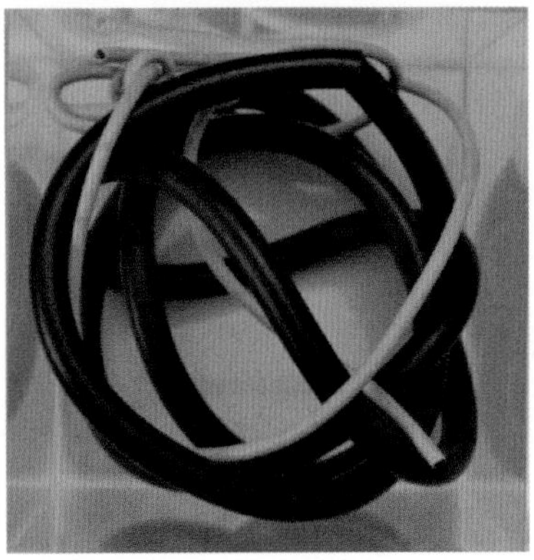

(A) : r
(B) : l
(C) : u
(D) : o
(E) : h

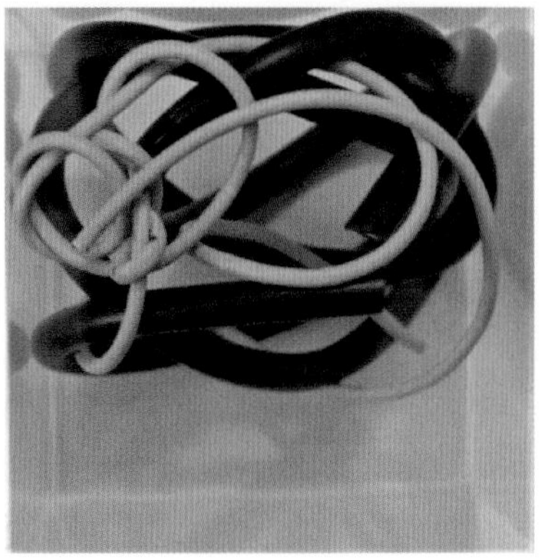

Aufgabe Nr. 12

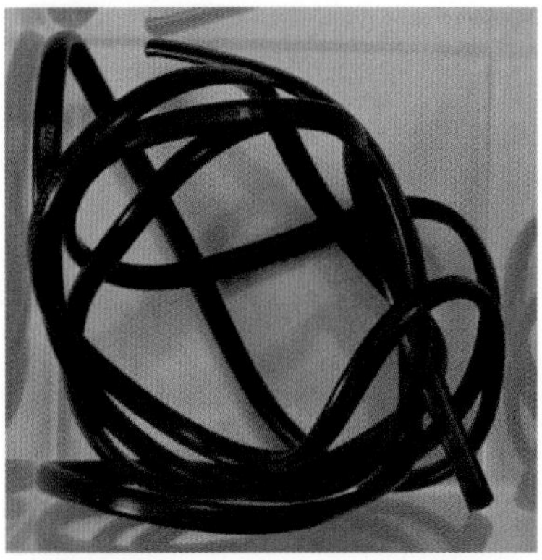

(A) : r
(B) : l
(C) : u
(D) : o
(E) : h

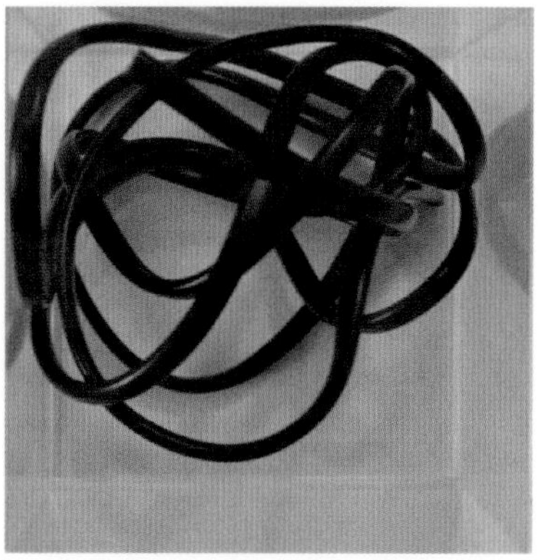

Aufgabe Nr. 13

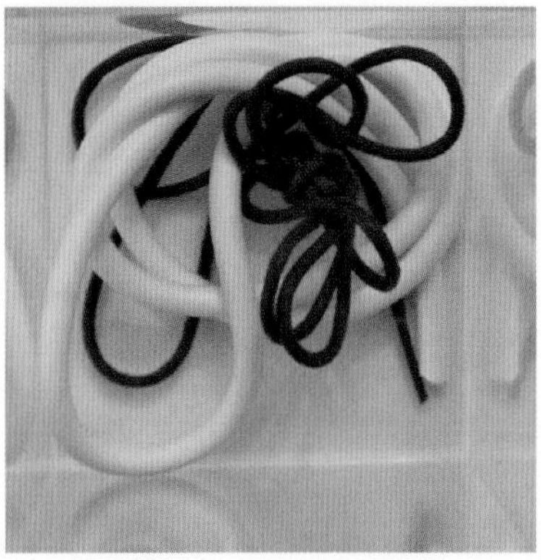

(A) : r
(B) : l
(C) : u
(D) : o
(E) : h

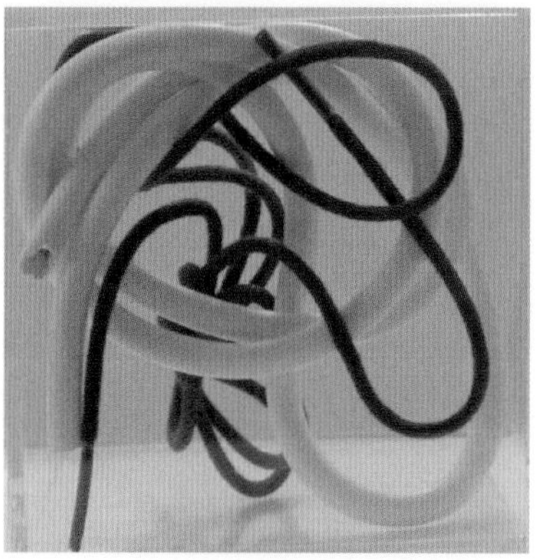

Aufgabe Nr. 14

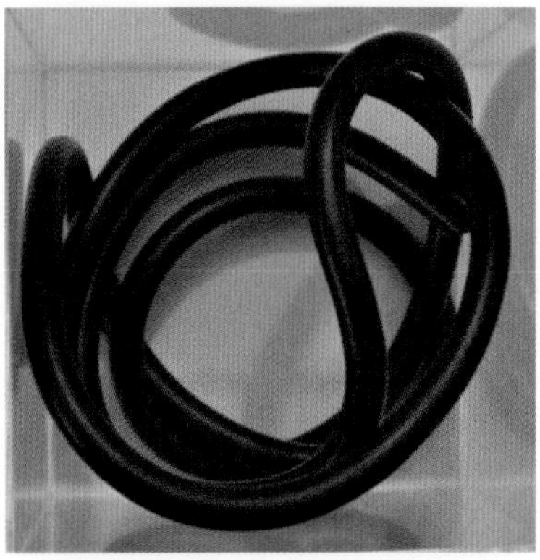

(A) : r
(B) : l
(C) : u
(D) : o
(E) : h

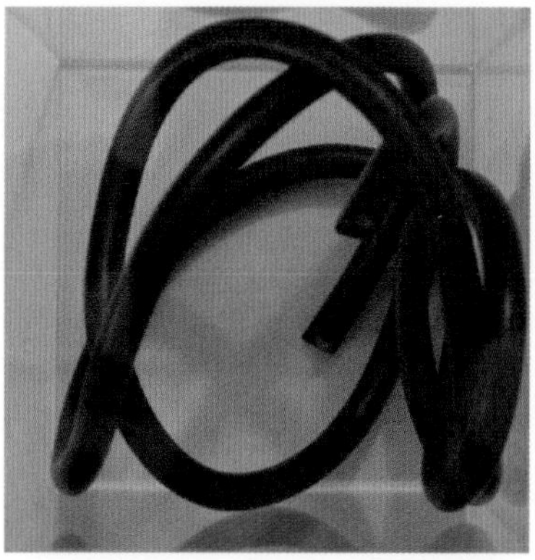

Aufgabe Nr. 15

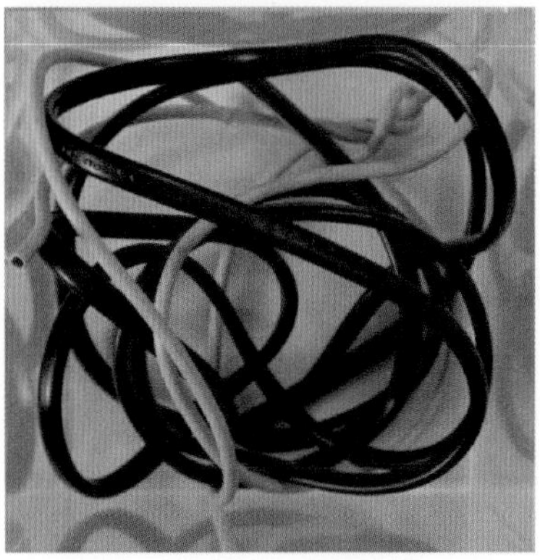

(A) : r
(B) : l
(C) : u
(D) : o
(E) : h

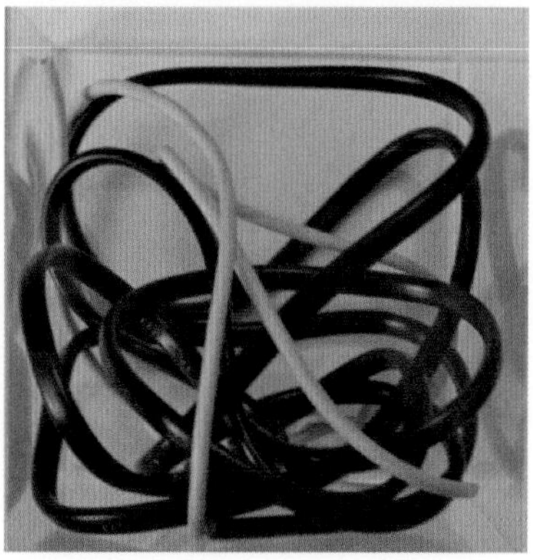

Aufgabe Nr. 16

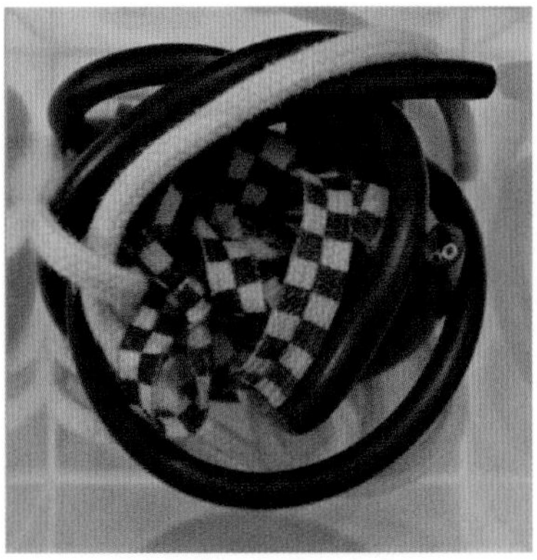

(A) : r
(B) : l
(C) : u
(D) : o
(E) : h

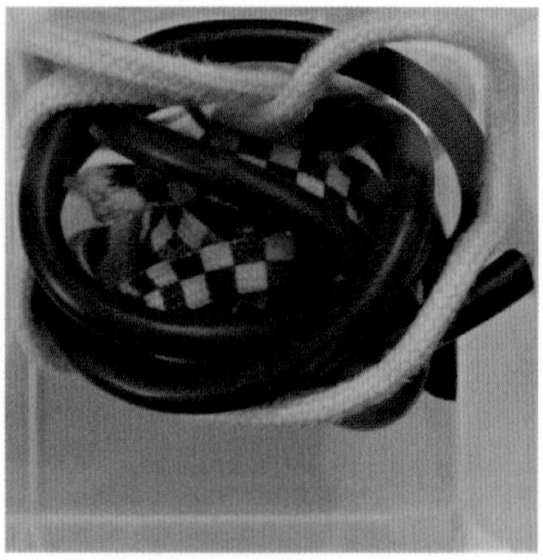

Aufgabe Nr. 17

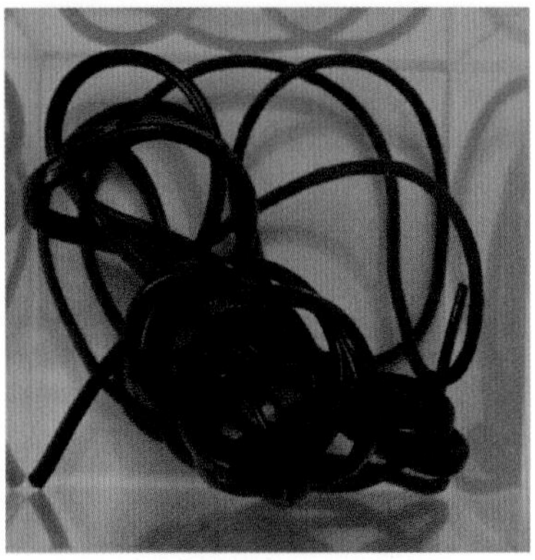

(A) : r
(B) : l
(C) : u
(D) : o
(E) : h

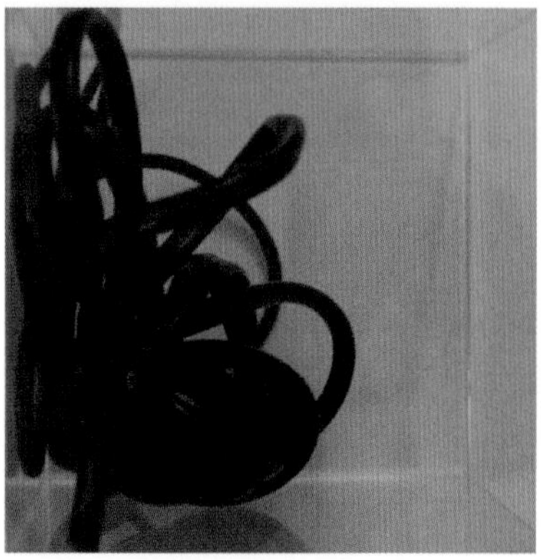

Aufgabe Nr. 18

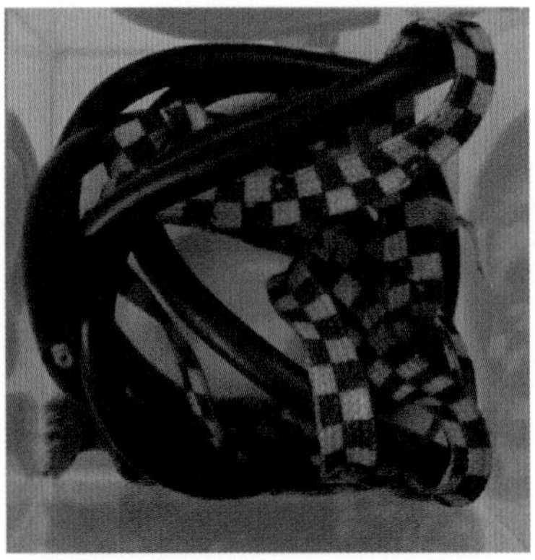

(A) : r
(B) : l
(C) : u
(D) : o
(E) : h

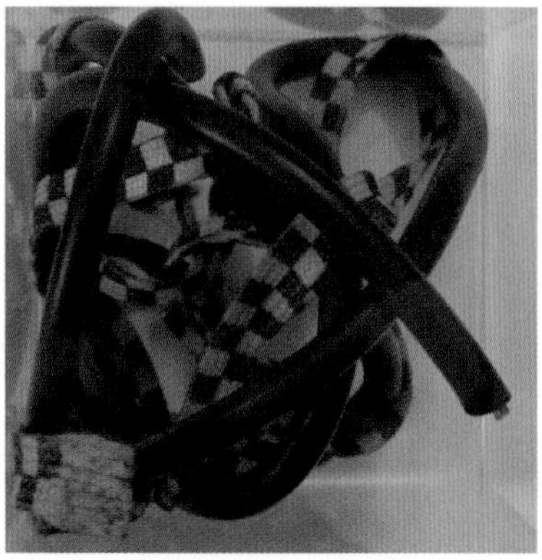

Aufgabe Nr. 19

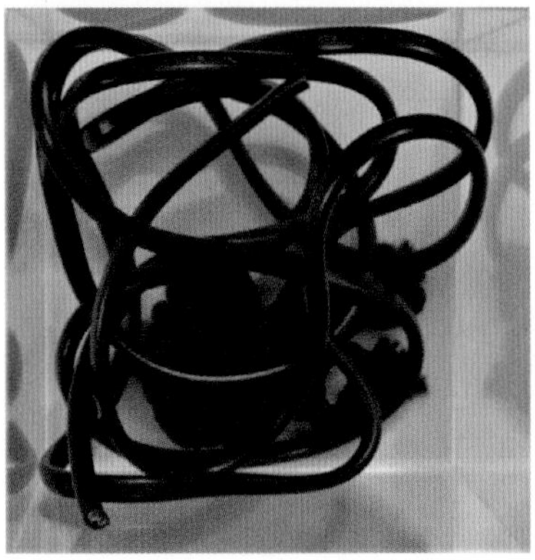

(A) : r
(B) : l
(C) : u
(D) : o
(E) : h

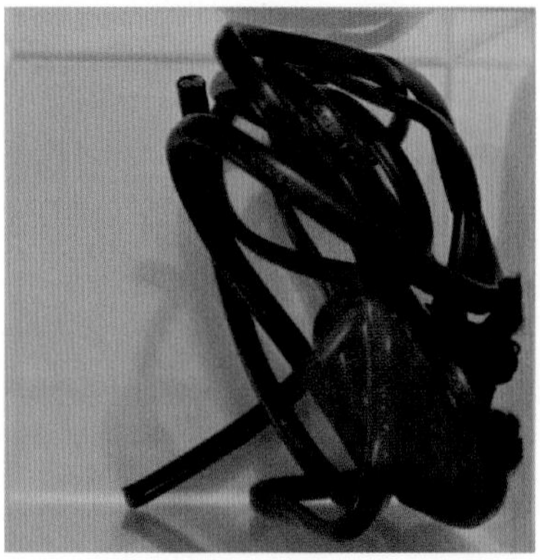

Aufgabe Nr. 20

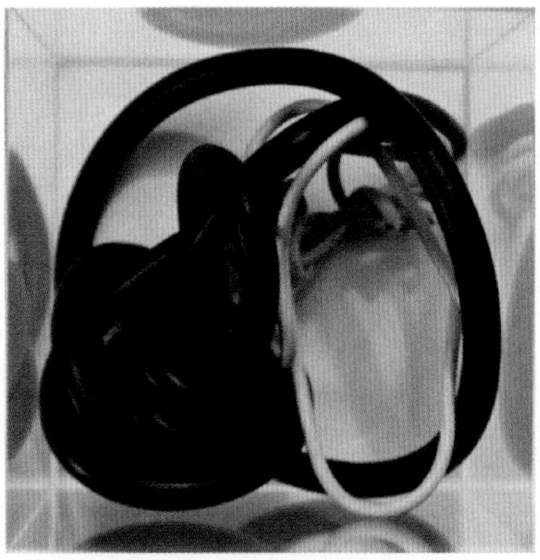

(A) : r
(B) : l
(C) : u
(D) : o
(E) : h

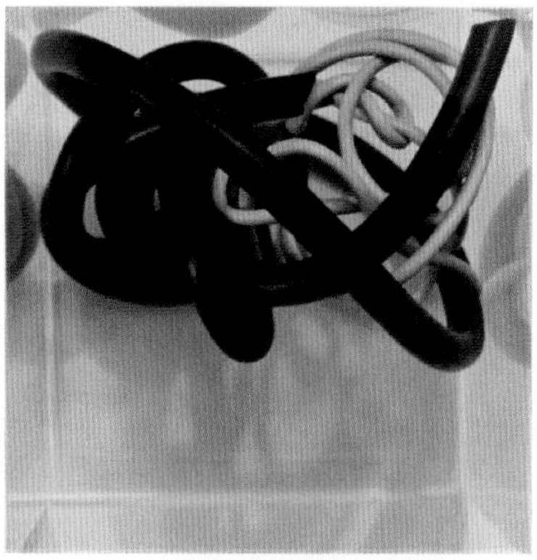

Aufgabe Nr. 21

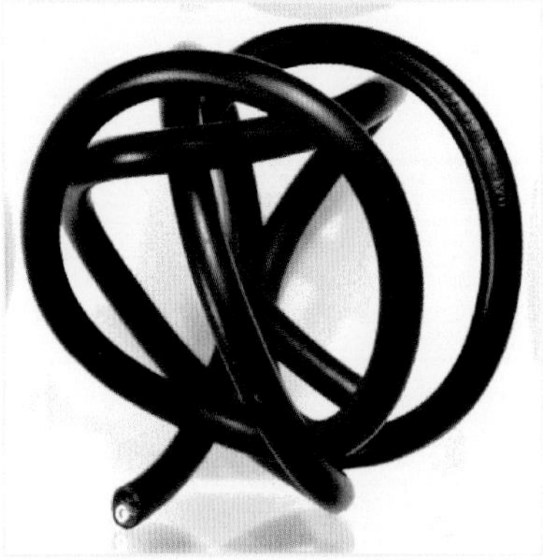

(A) : r
(B) : l
(C) : u
(D) : o
(E) : h

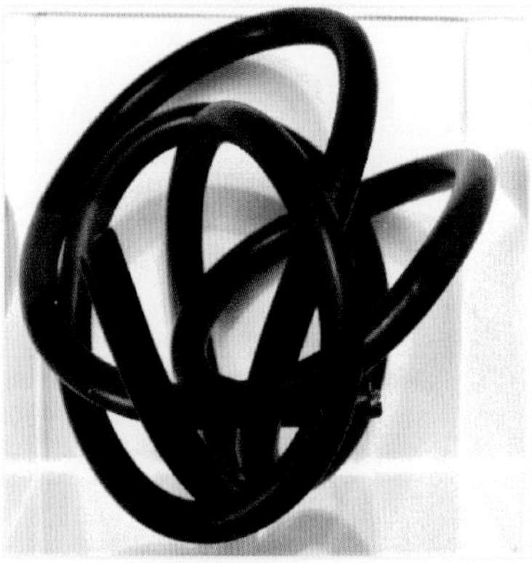

Aufgabe Nr. 22

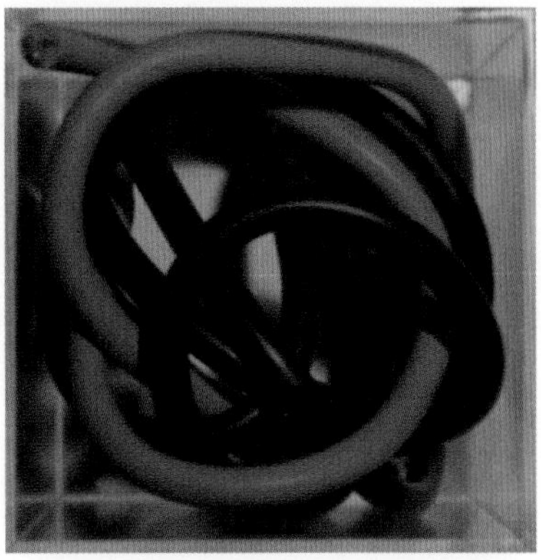

(A) : r
(B) : l
(C) : u
(D) : o
(E) : h

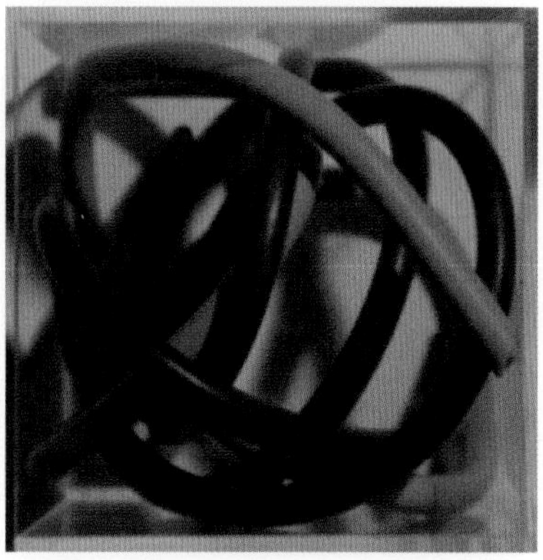

Aufgabe Nr. 23

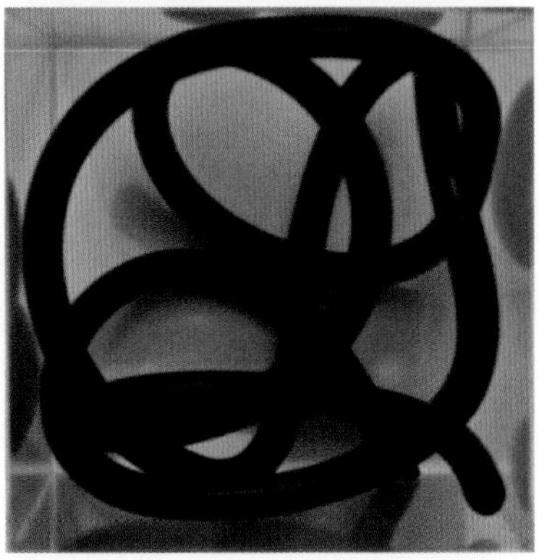

(A) : r
(B) : l
(C) : u
(D) : o
(E) : h

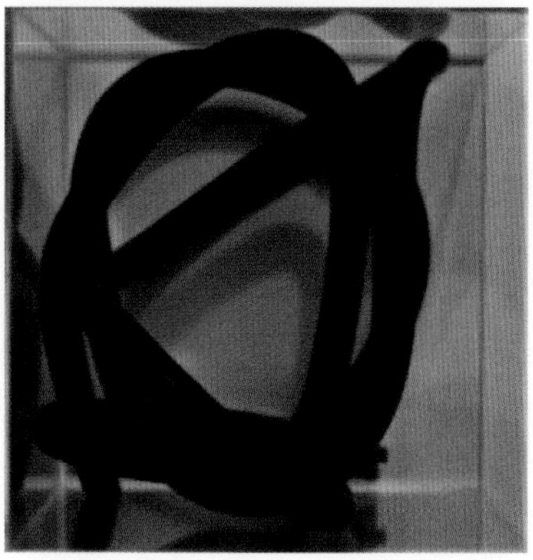

Aufgabe Nr. 24

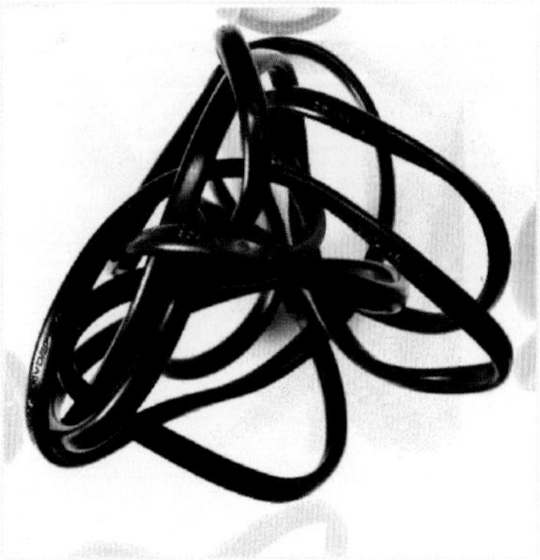

(A) : r
(B) : l
(C) : u
(D) : o
(E) : h

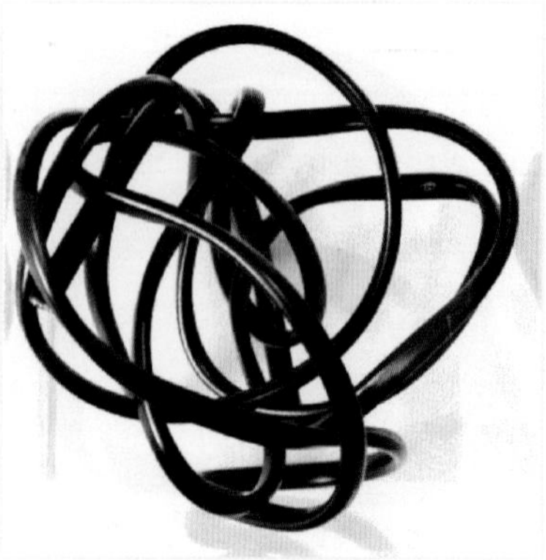

Übungsset 5

Jede Aufgabe besteht aus zwei Abbildungen eines durchsichtigen Würfels samt Inhalt. Die erste Abbildung (links) zeigt den Würfel stets von vorne. Sie sollen herausfinden, aus welcher Perspektive (rechts: r, links: l, unten: u, oben: o, hinten: h) der Würfel im zweiten Bild gezeigt wird. (TMS: 15 Min. für 24 Aufgaben, EMS: 12 Min. für 20 Aufgaben)

Aufgabe Nr. 1

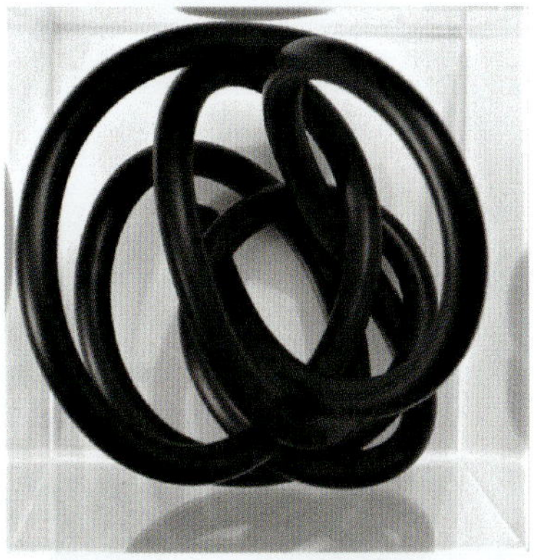

(A) : r
(B) : l
(C) : u
(D) : o
(E) : h

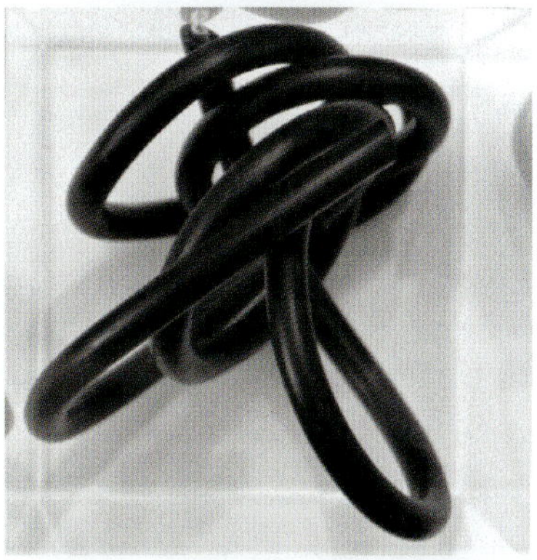

Aufgabe Nr. 2

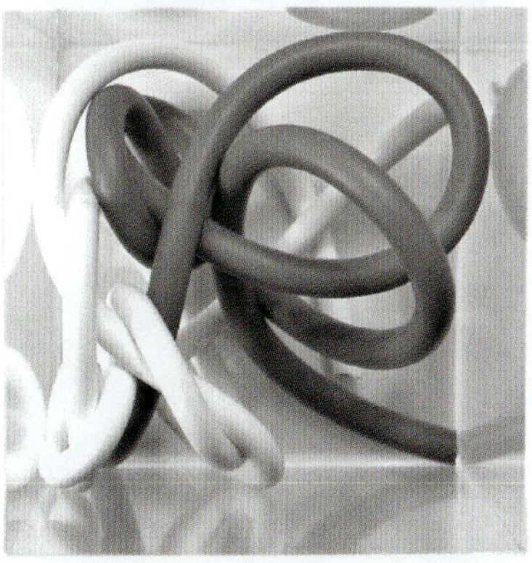

(A) : r
(B) : l
(C) : u
(D) : o
(E) : h

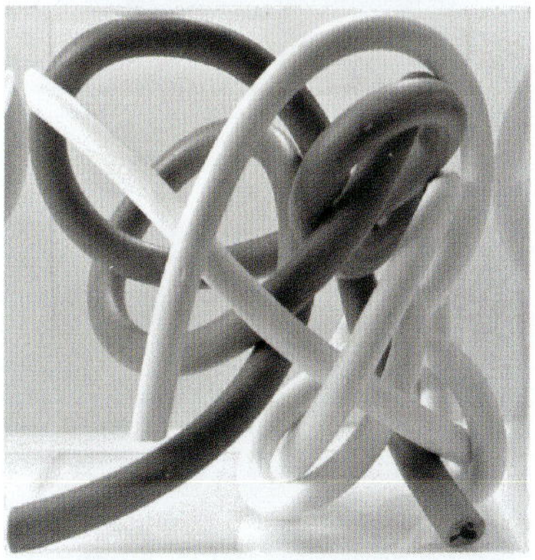

Aufgabe Nr. 3

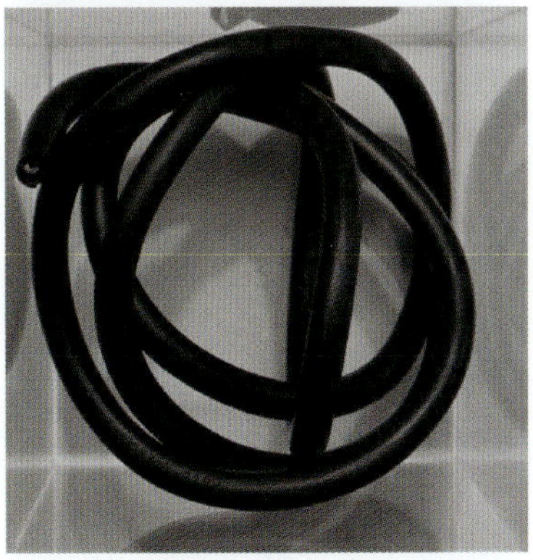

(A) : r
(B) : l
(C) : u
(D) : o
(E) : h

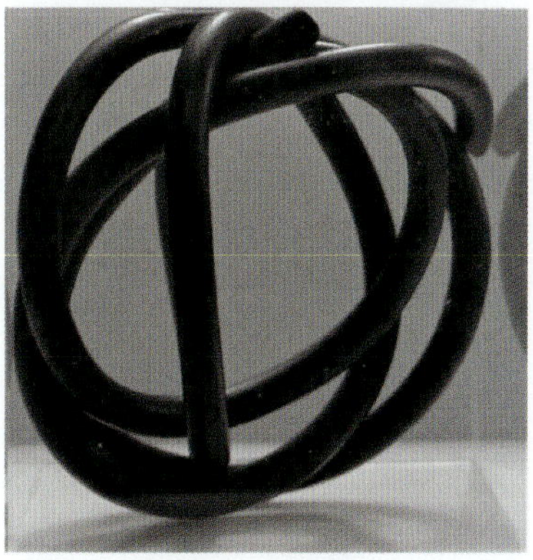

Aufgabe Nr. 4

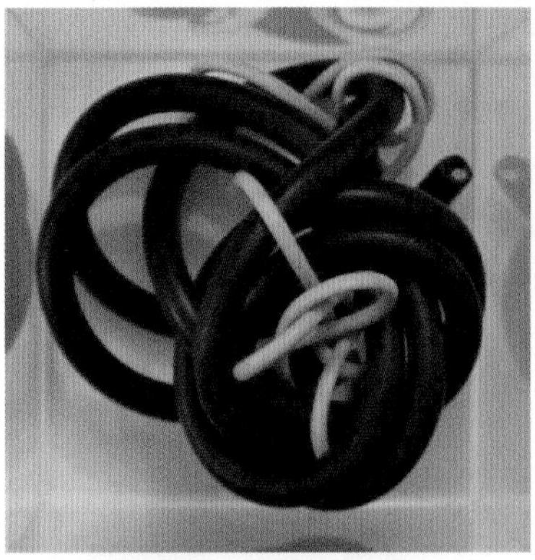

(A) : r
(B) : l
(C) : u
(D) : o
(E) : h

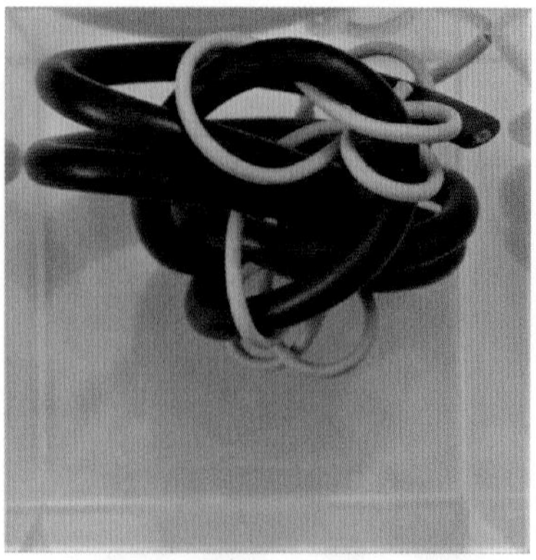

Aufgabe Nr. 5

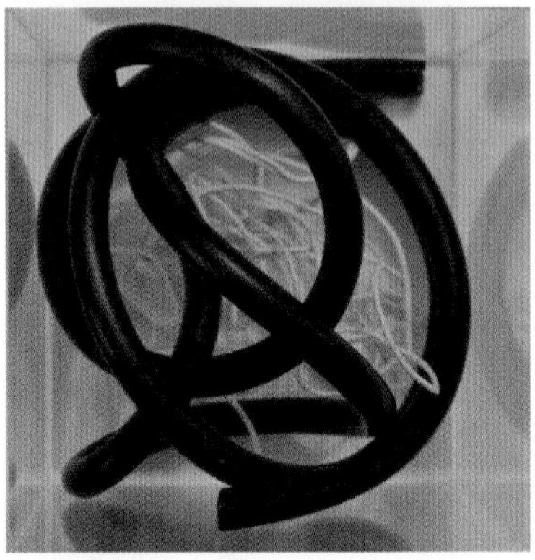

(A) : r
(B) : l
(C) : u
(D) : o
(E) : h

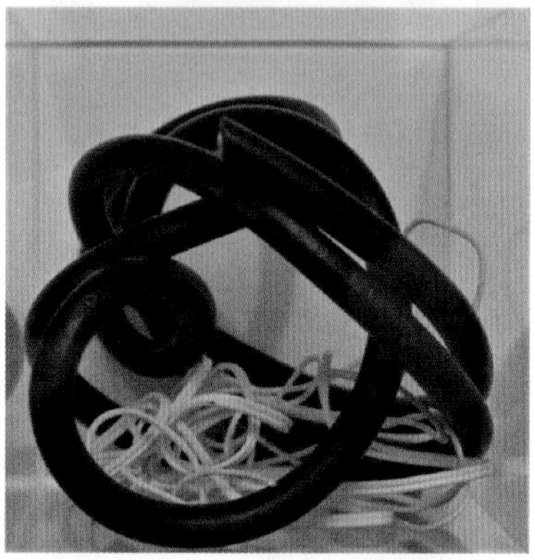

Aufgabe Nr. 6

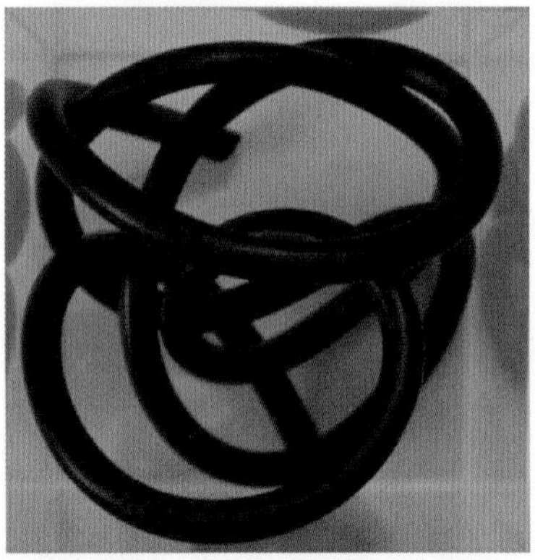

(A) : r
(B) : l
(C) : u
(D) : o
(E) : h

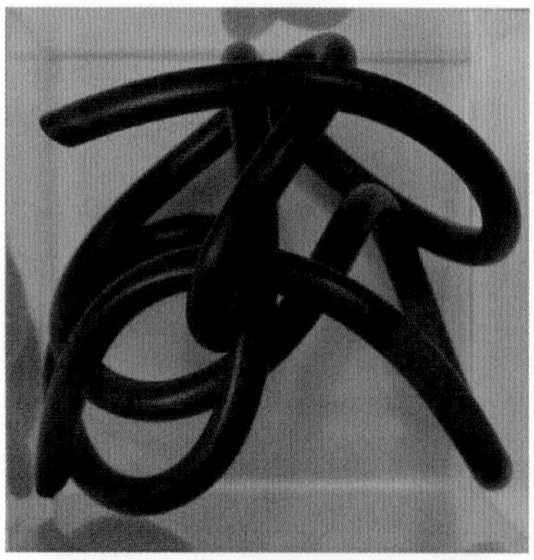

Aufgabe Nr. 7

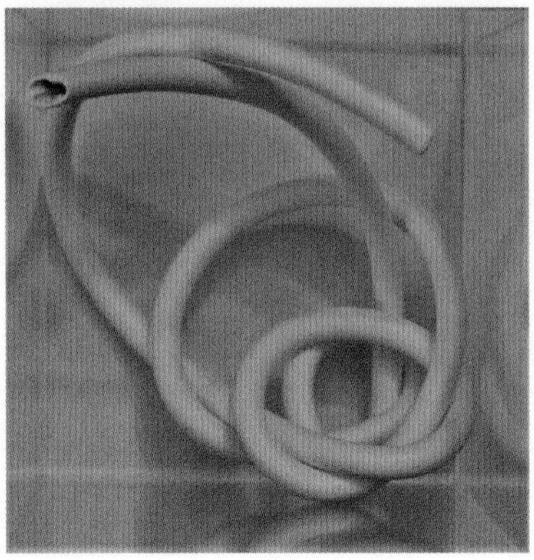

(A) : r
(B) : l
(C) : u
(D) : o
(E) : h

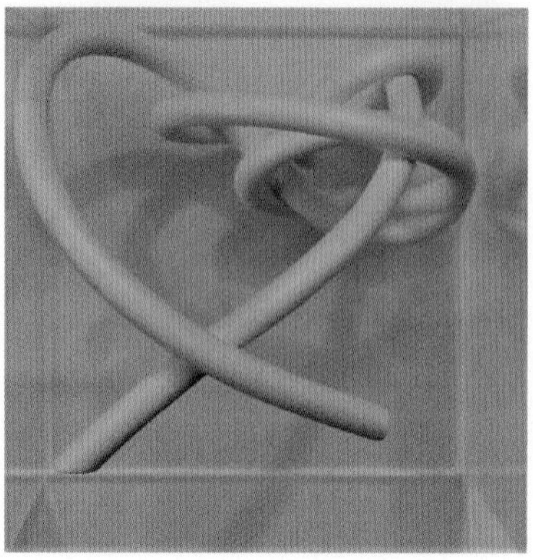

Aufgabe Nr. 8

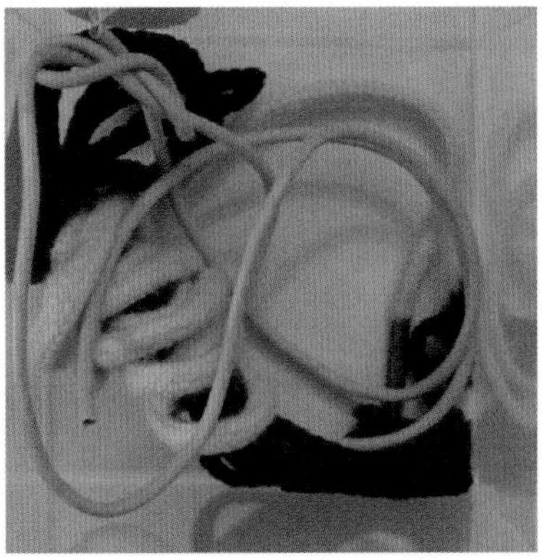

(A) : r
(B) : l
(C) : u
(D) : o
(E) : h

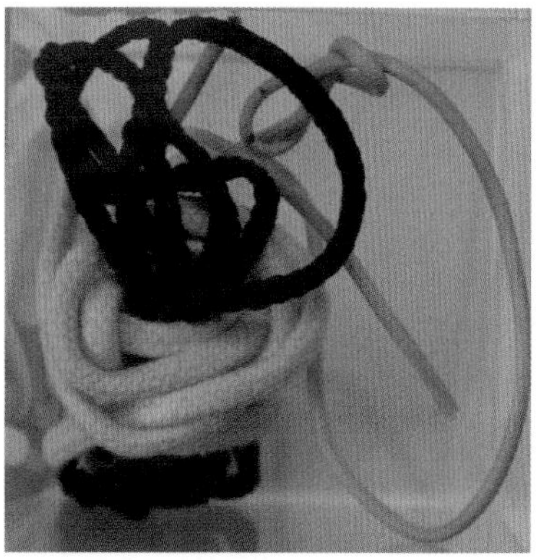

Aufgabe Nr. 9

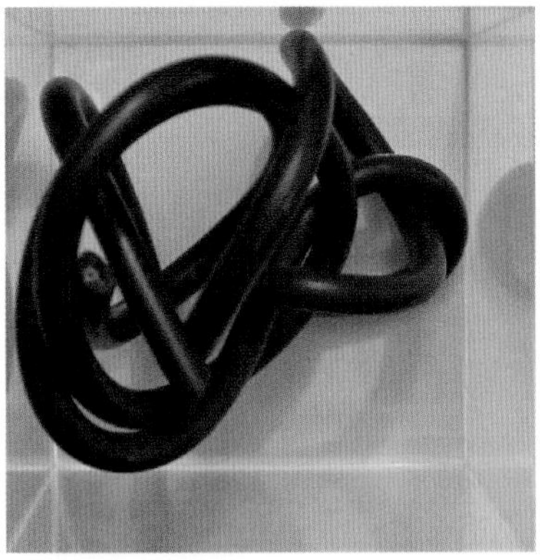

(A) : r
(B) : l
(C) : u
(D) : o
(E) : h

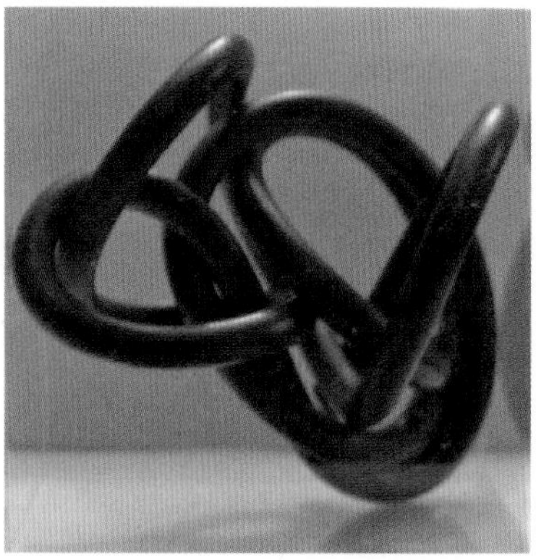

Aufgabe Nr. 10

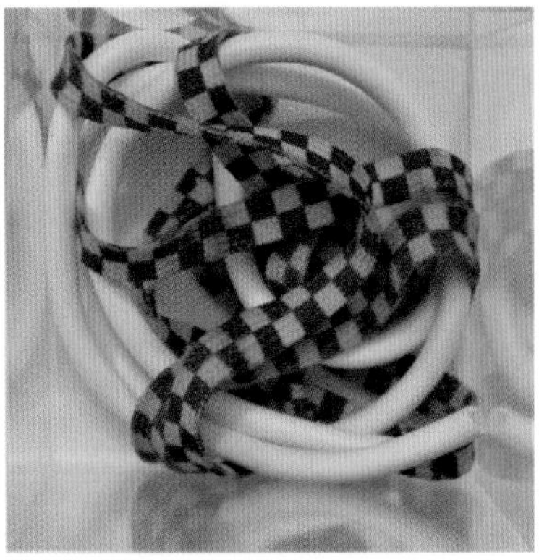

(A) : r
(B) : l
(C) : u
(D) : o
(E) : h

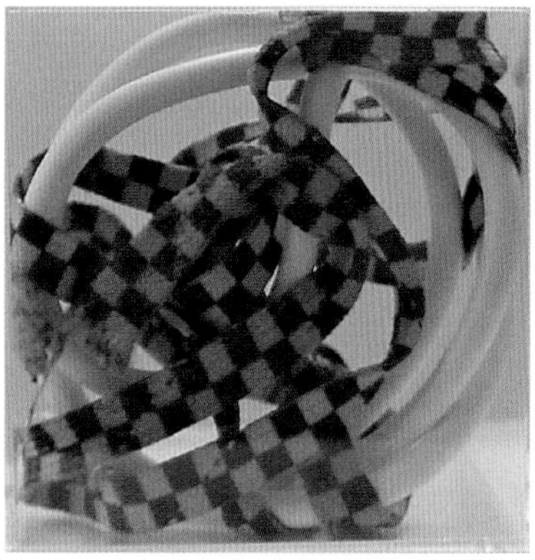

Aufgabe Nr. 11

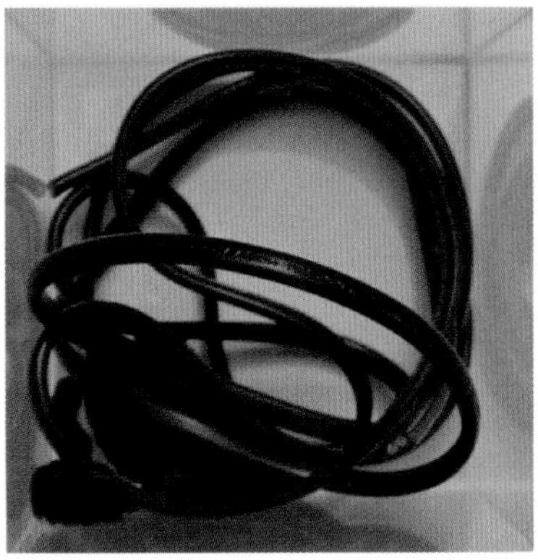

(A) : r
(B) : l
(C) : u
(D) : o
(E) : h

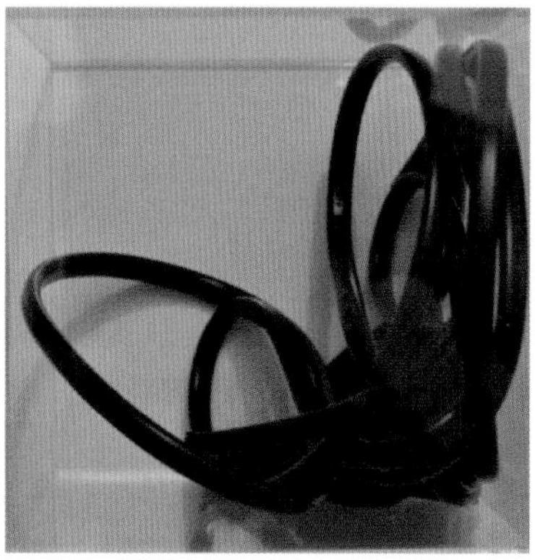

Aufgabe Nr. 12

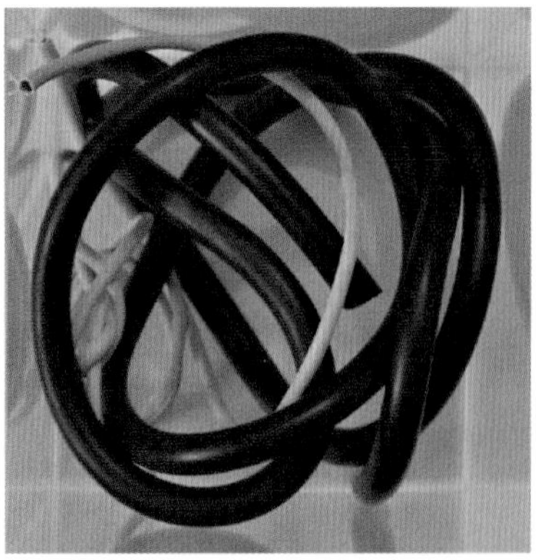

(A) : r
(B) : l
(C) : u
(D) : o
(E) : h

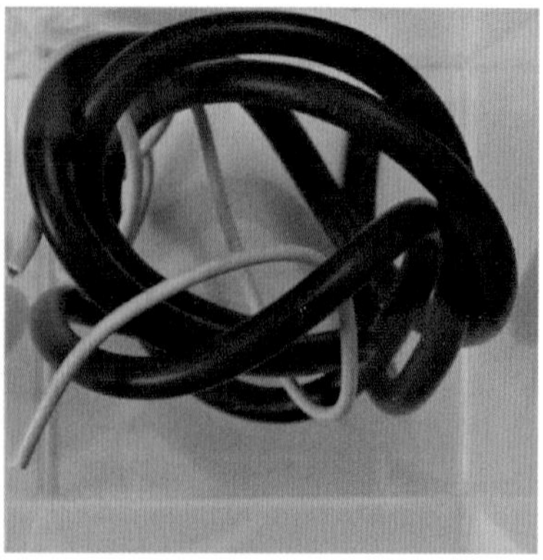

Aufgabe Nr. 13

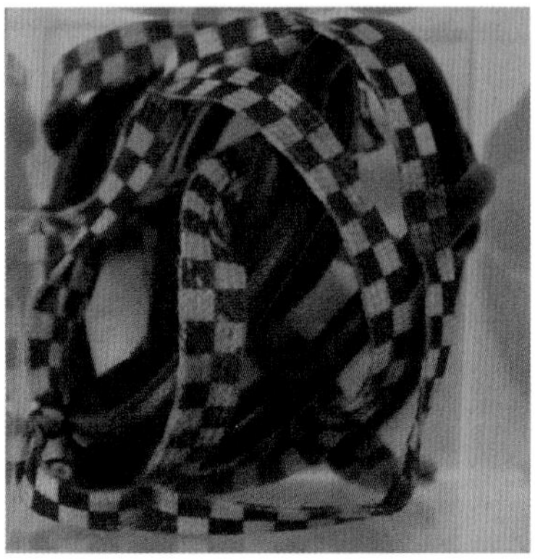

(A) : r
(B) : l
(C) : u
(D) : o
(E) : h

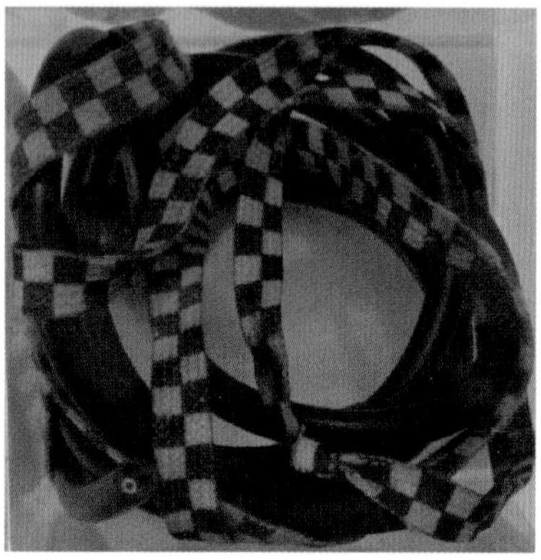

Aufgabe Nr. 14

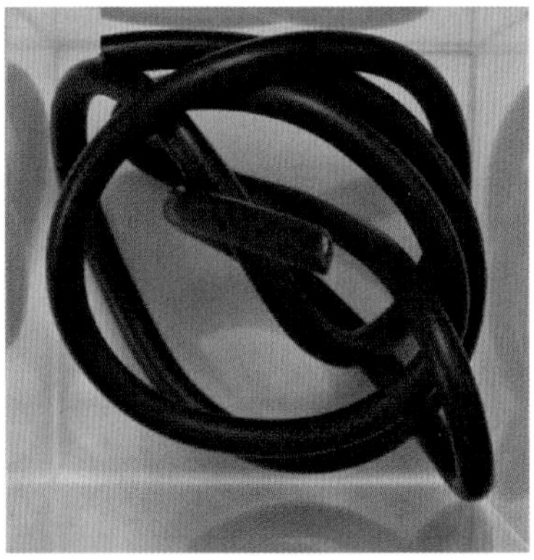

(A) : r
(B) : l
(C) : u
(D) : o
(E) : h

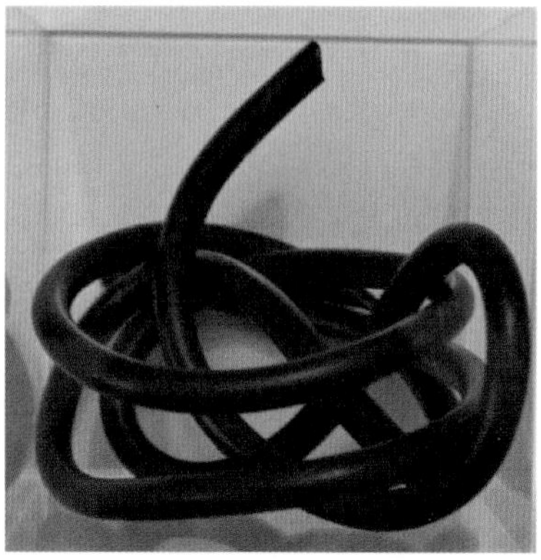

Aufgabe Nr. 15

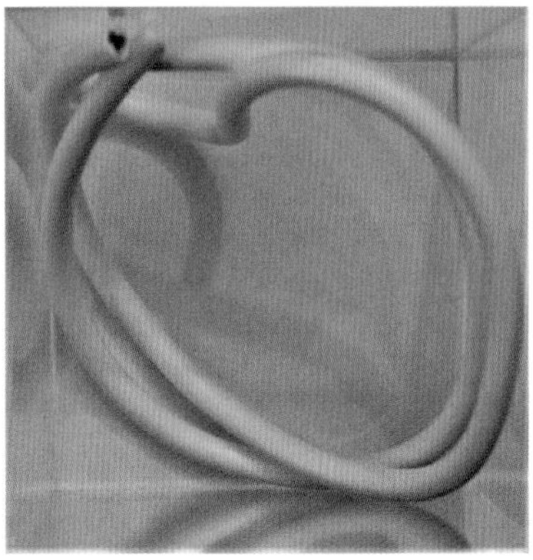

(A) : r
(B) : l
(C) : u
(D) : o
(E) : h

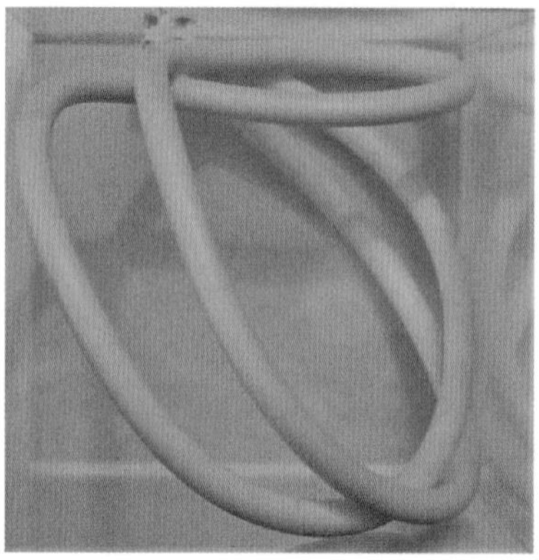

Aufgabe Nr. 16

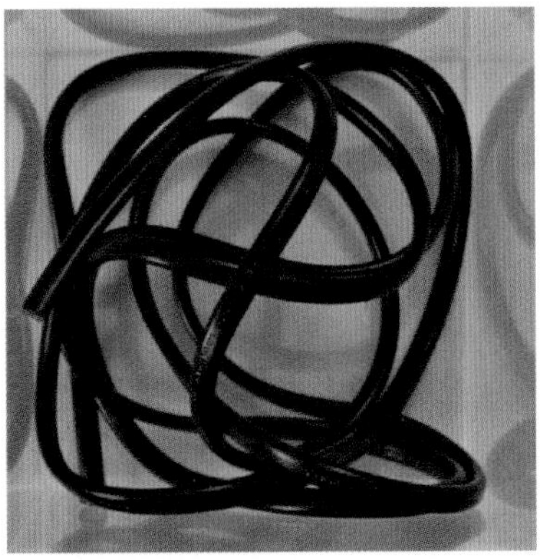

(A) : r
(B) : l
(C) : u
(D) : o
(E) : h

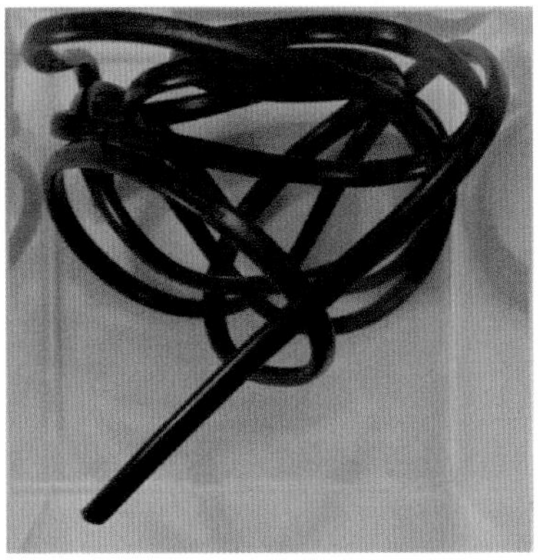

Aufgabe Nr. 17

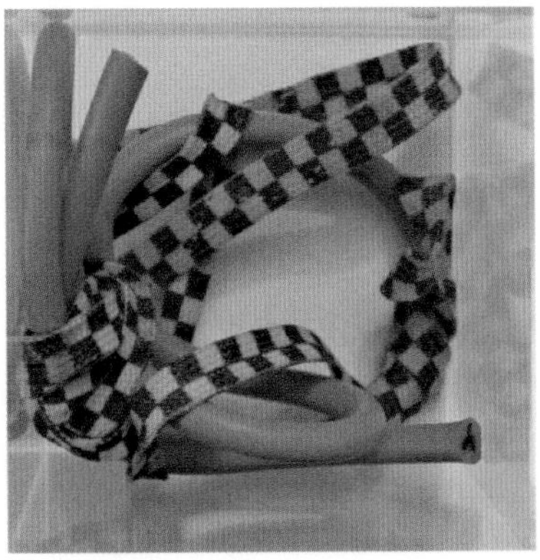

(A) : r
(B) : l
(C) : u
(D) : o
(E) : h

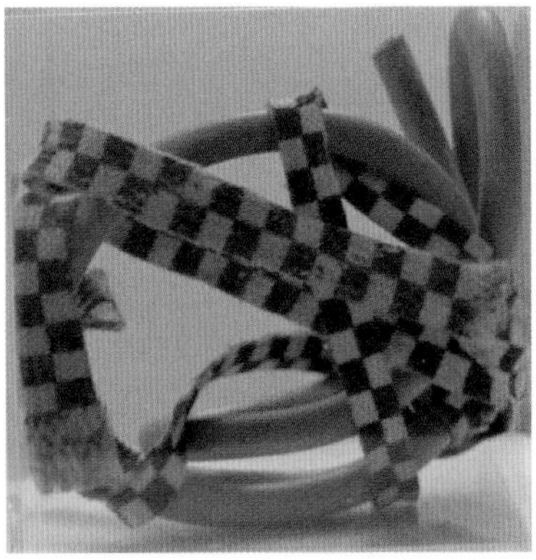

Aufgabe Nr. 18

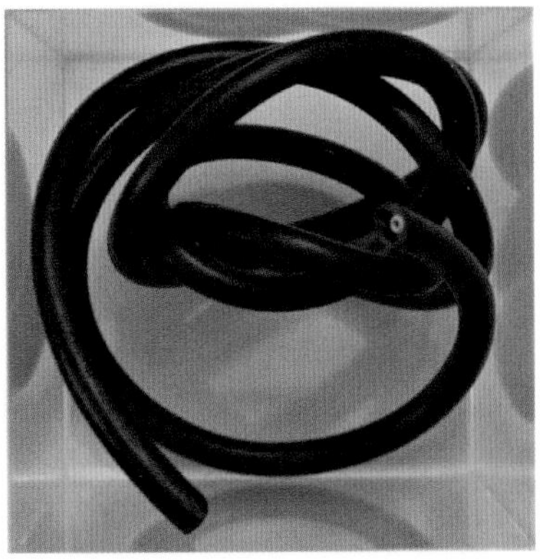

(A) : r
(B) : l
(C) : u
(D) : o
(E) : h

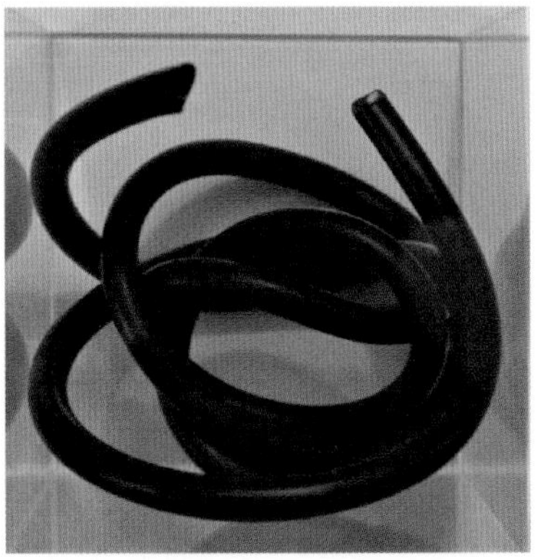

Aufgabe Nr. 19

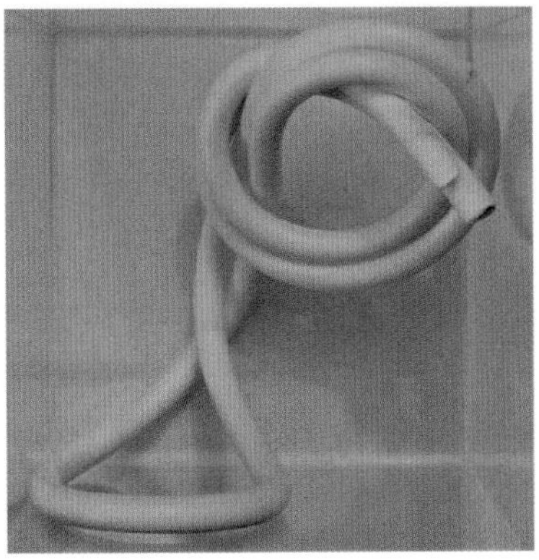

(A) : r
(B) : l
(C) : u
(D) : o
(E) : h

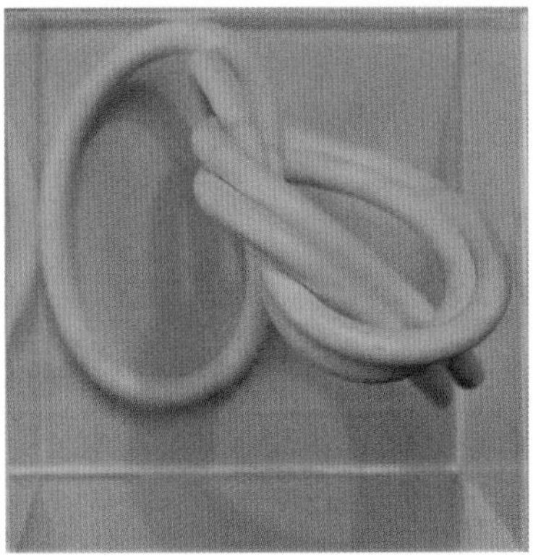

Aufgabe Nr. 20

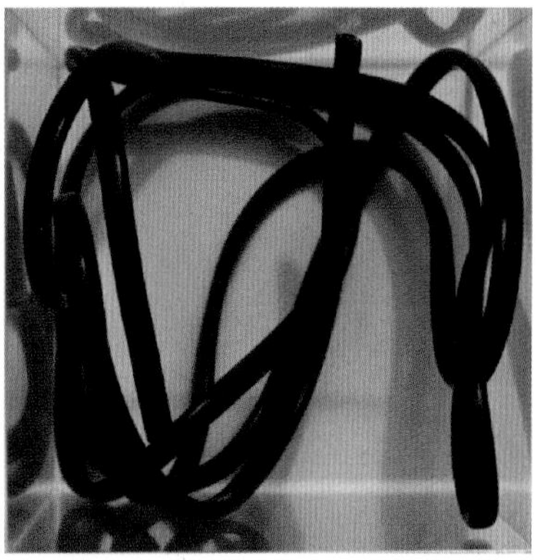

(A) : r
(B) : l
(C) : u
(D) : o
(E) : h

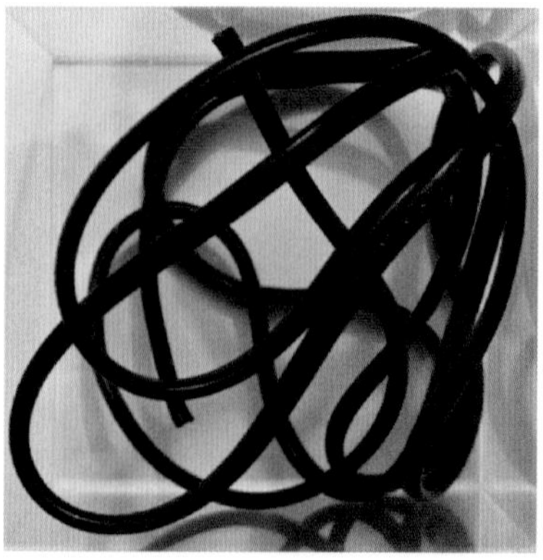

Aufgabe Nr. 21

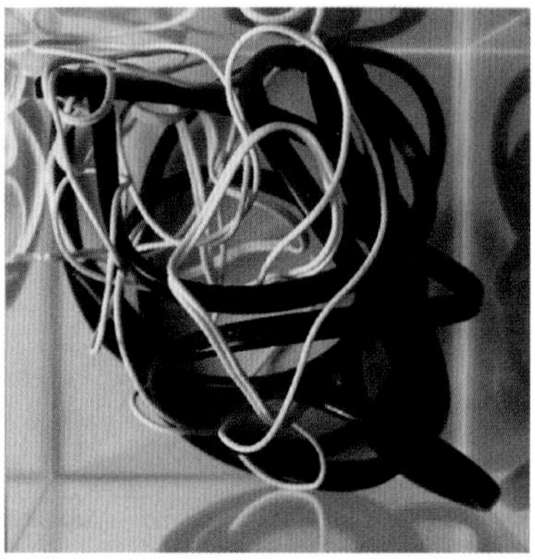

(A) : r
(B) : l
(C) : u
(D) : o
(E) : h

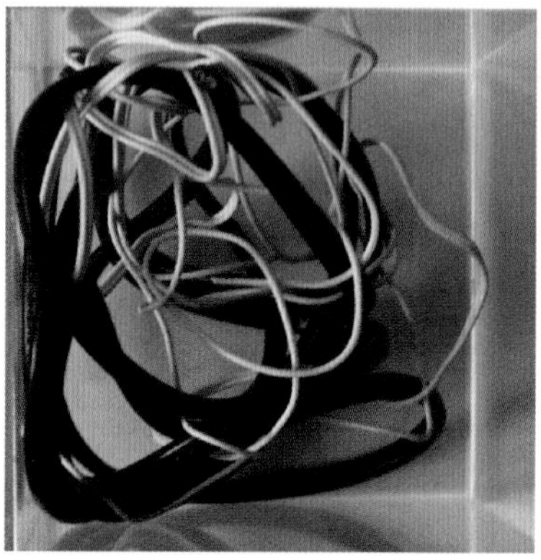

Aufgabe Nr. 22

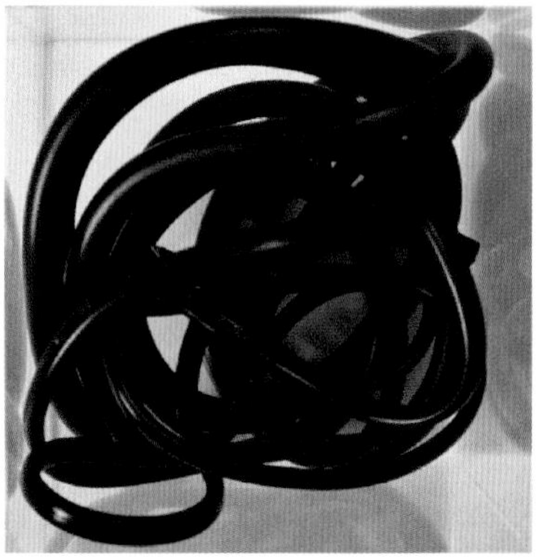

(A) : r
(B) : l
(C) : u
(D) : o
(E) : h

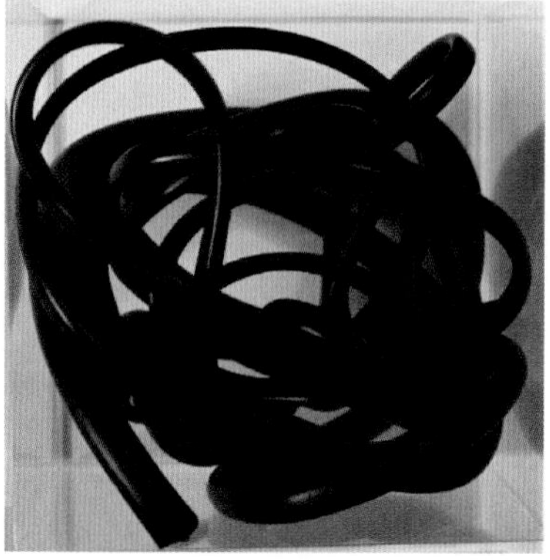

Aufgabe Nr. 23

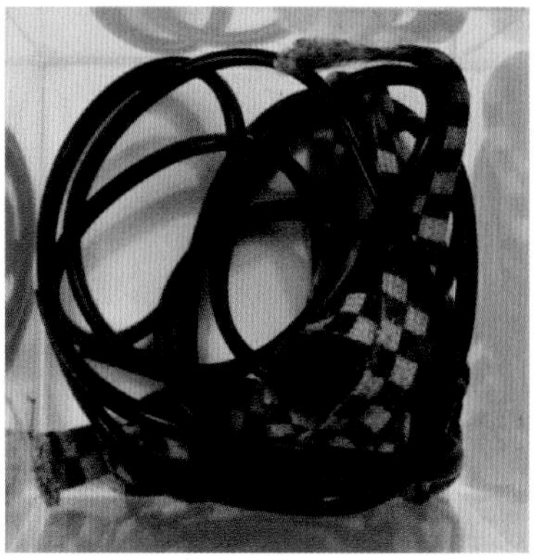

(A) : r
(B) : l
(C) : u
(D) : o
(E) : h

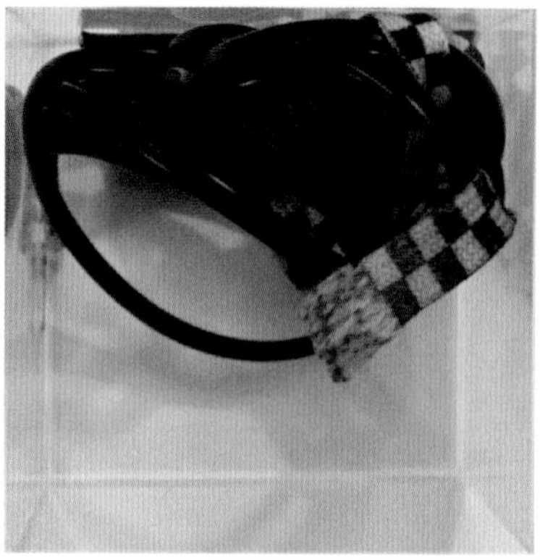

Aufgabe Nr. 24

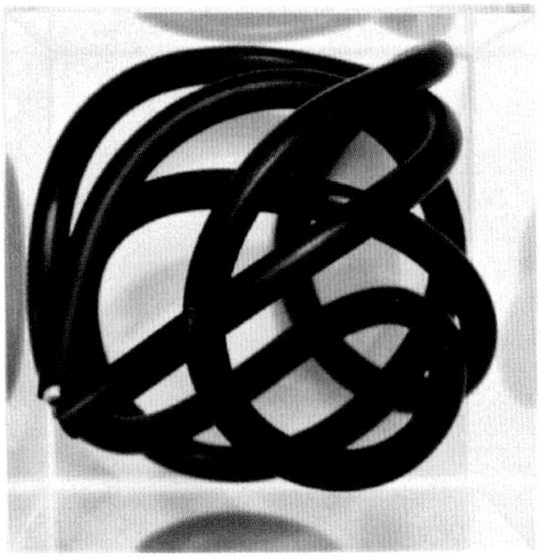

(A) : r
(B) : l
(C) : u
(D) : o
(E) : h

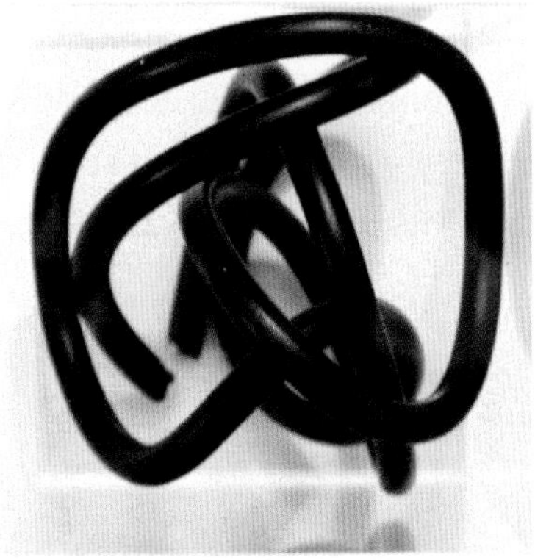

Übungsset 6

Jede Aufgabe besteht aus zwei Abbildungen eines durchsichtigen Würfels samt Inhalt. Die erste Abbildung (links) zeigt den Würfel stets von vorne. Sie sollen herausfinden, aus welcher Perspektive (rechts: r, links: l, unten: u, oben: o, hinten: h) der Würfel im zweiten Bild gezeigt wird. (TMS: 15 Min. für 24 Aufgaben, EMS: 12 Min. für 20 Aufgaben)

Aufgabe Nr. 1

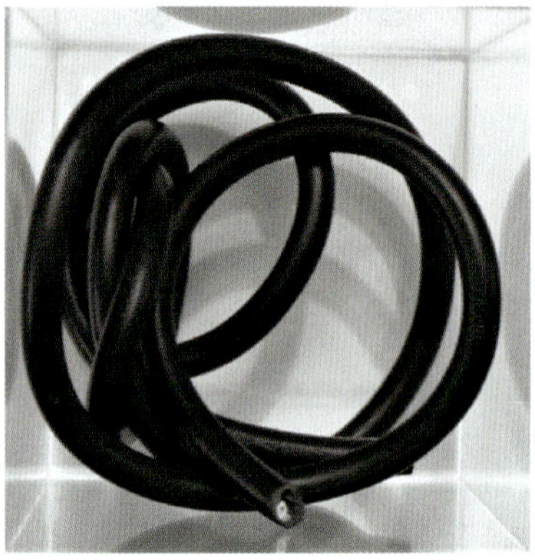

(A) : r
(B) : l
(C) : u
(D) : o
(E) : h

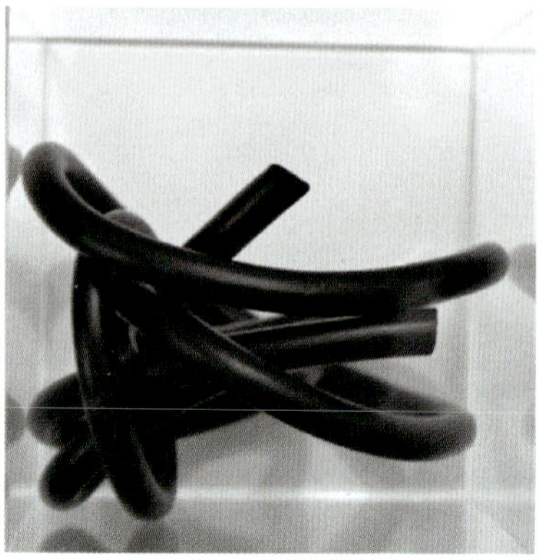

Aufgabe Nr. 2

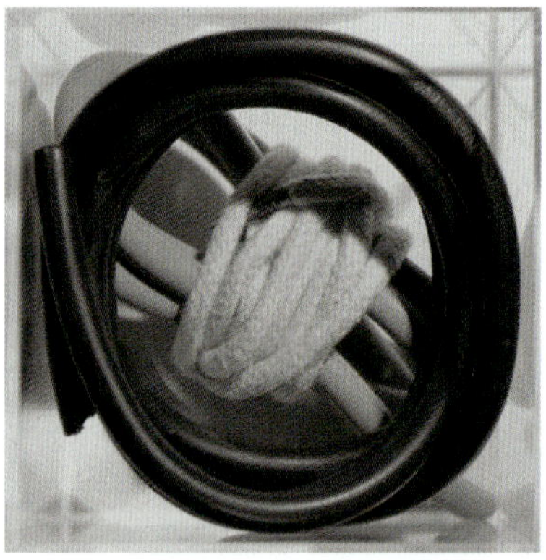

(A) : r
(B) : l
(C) : u
(D) : o
(E) : h

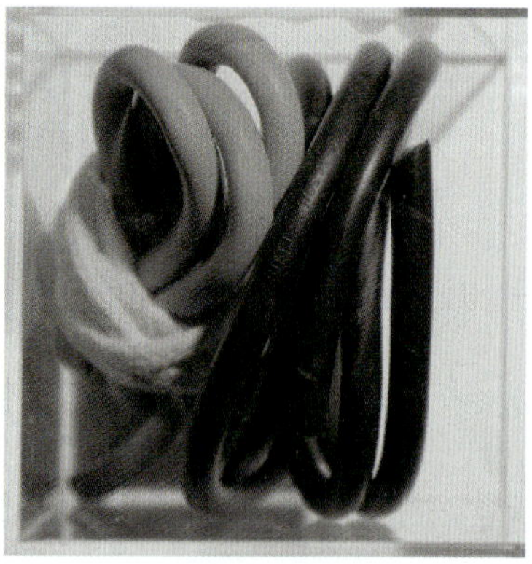

Aufgabe Nr. 3

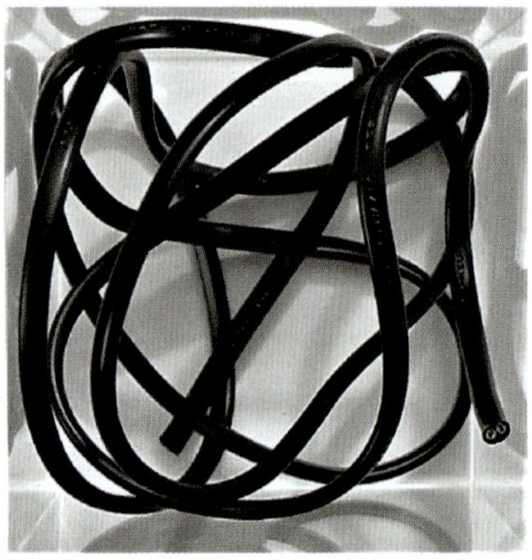

(A) : r
(B) : l
(C) : u
(D) : o
(E) : h

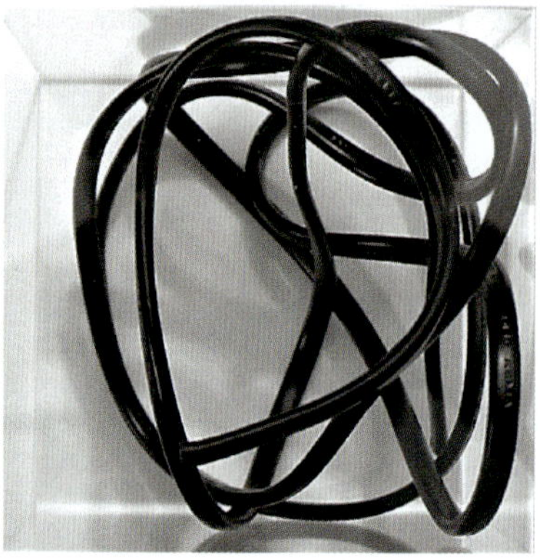

Aufgabe Nr. 4

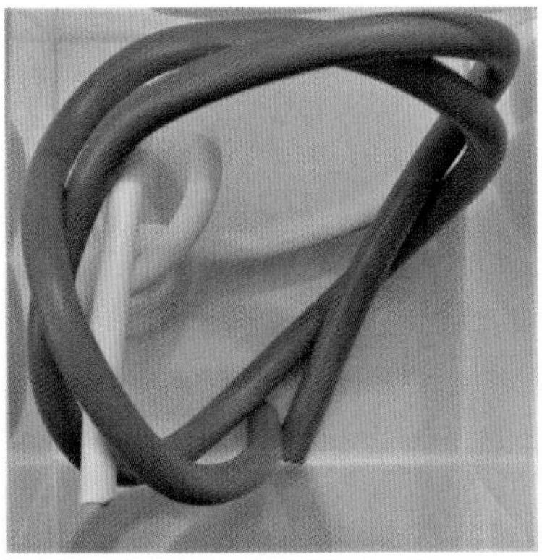

(A) : r
(B) : l
(C) : u
(D) : o
(E) : h

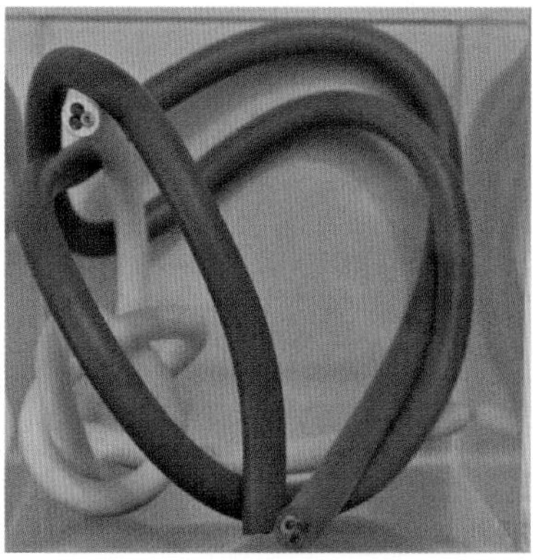

Aufgabe Nr. 5

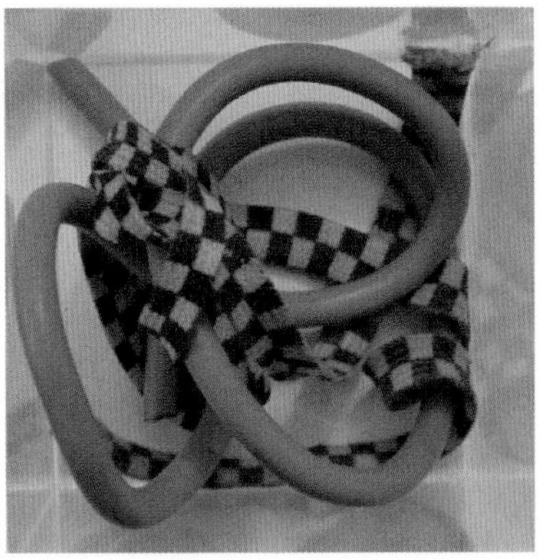

(A) : r
(B) : l
(C) : u
(D) : o
(E) : h

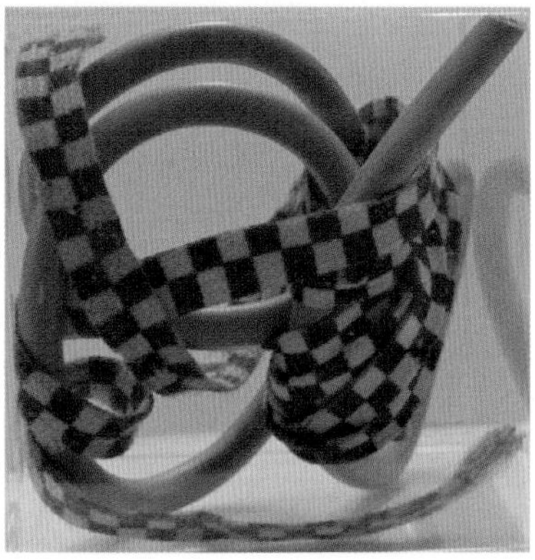

Aufgabe Nr. 6

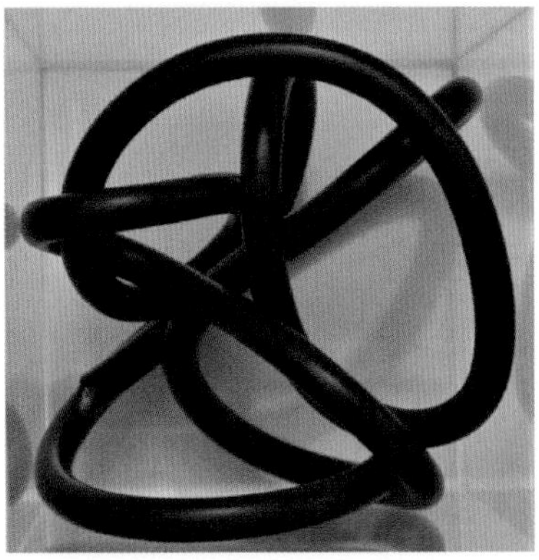

(A) : r
(B) : l
(C) : u
(D) : o
(E) : h

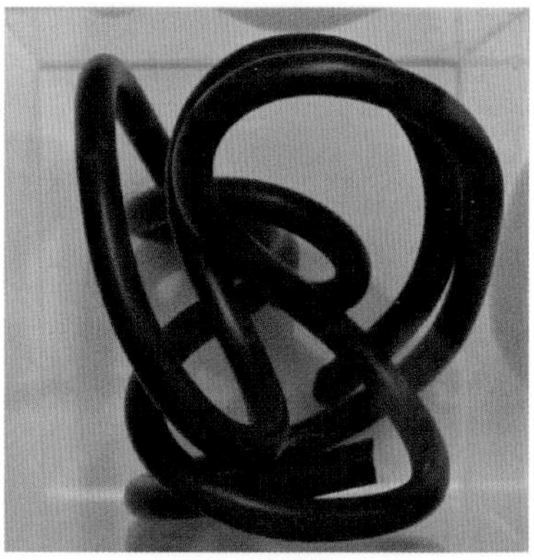

Aufgabe Nr. 7

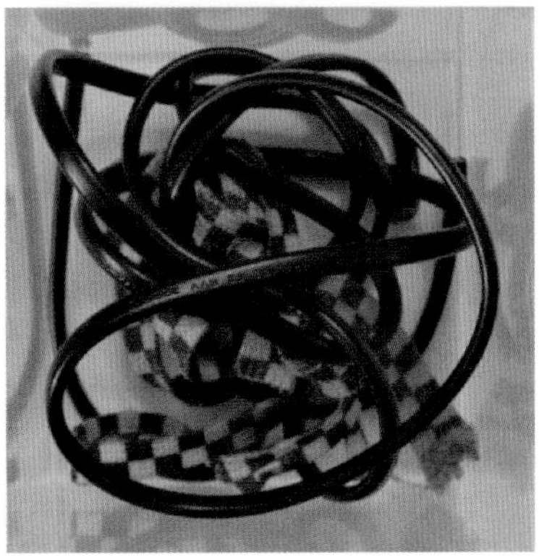

(A) : r
(B) : l
(C) : u
(D) : o
(E) : h

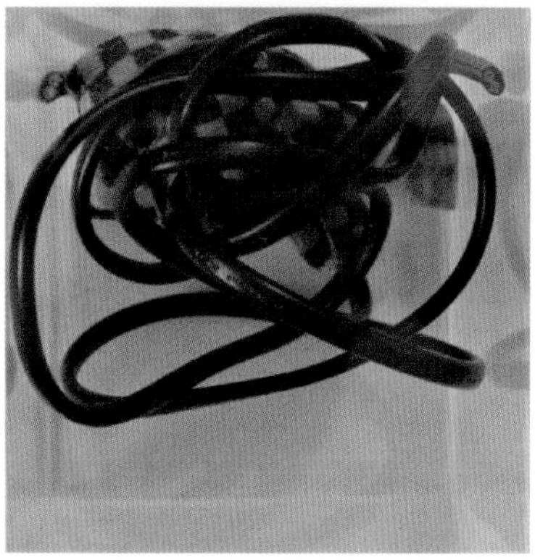

Aufgabe Nr. 8

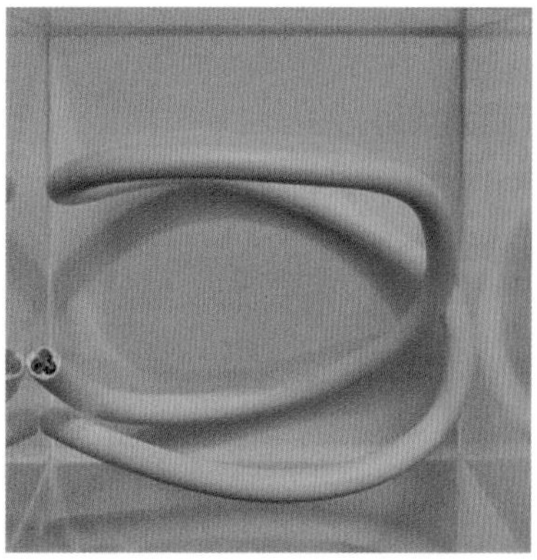

(A) : r
(B) : l
(C) : u
(D) : o
(E) : h

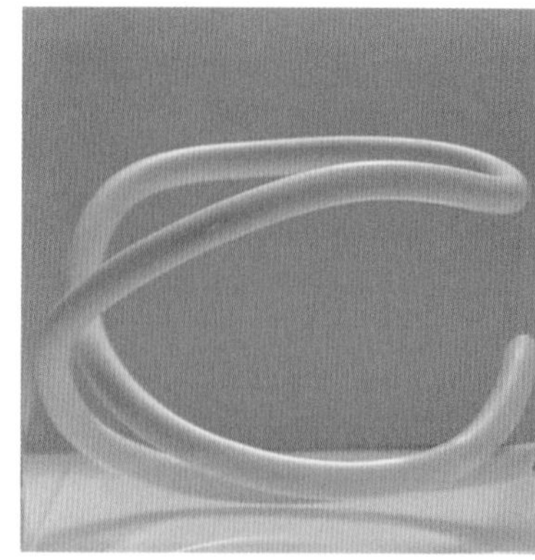

Aufgabe Nr. 9

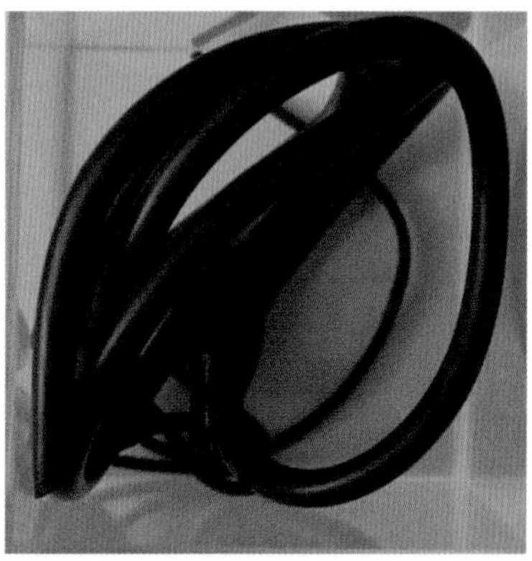

(A) : r
(B) : l
(C) : u
(D) : o
(E) : h

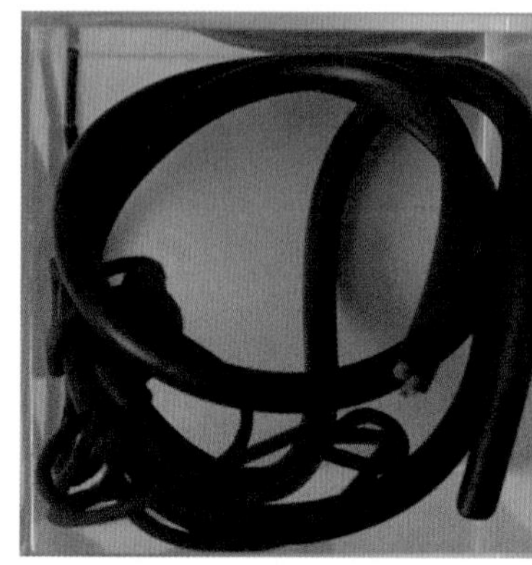

Aufgabe Nr. 10

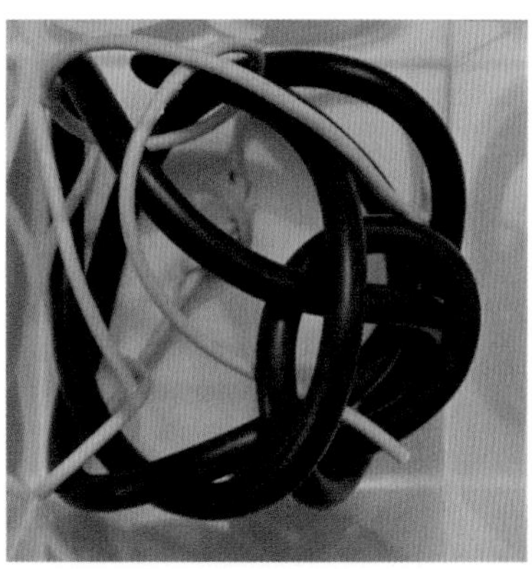

(A) : r
(B) : l
(C) : u
(D) : o
(E) : h

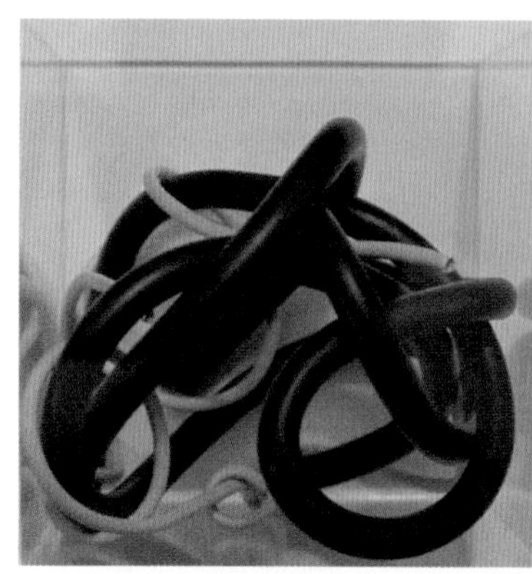

Aufgabe Nr. 11

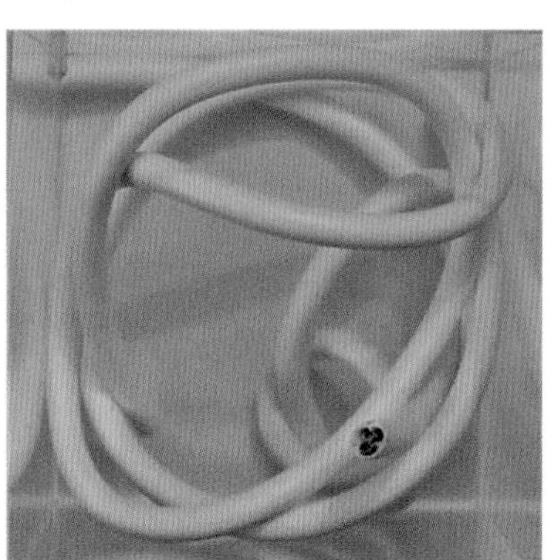

(A) : r
(B) : l
(C) : u
(D) : o
(E) : h

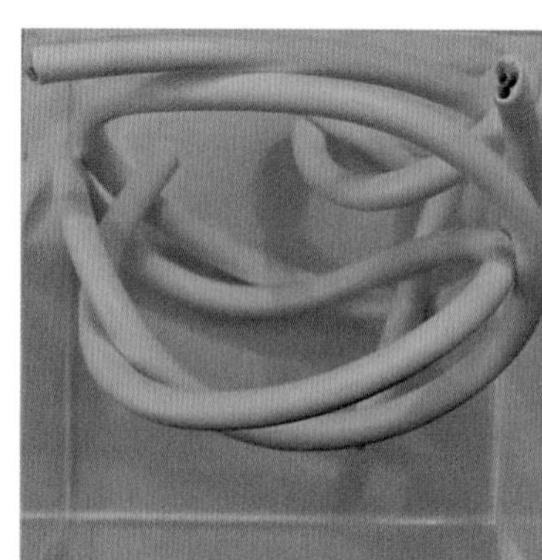

Aufgabe Nr. 12

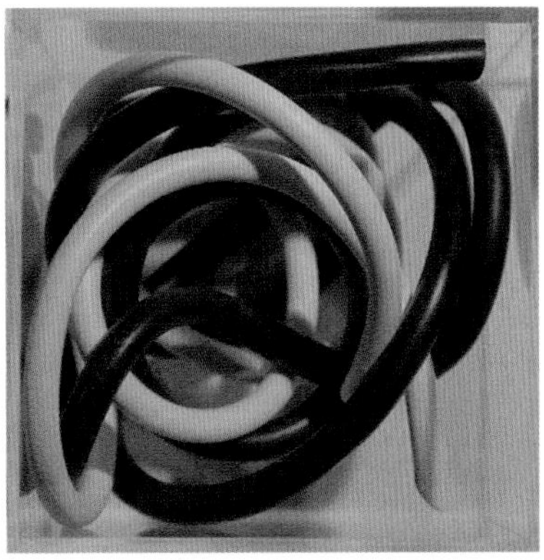

(A) : r
(B) : l
(C) : u
(D) : o
(E) : h

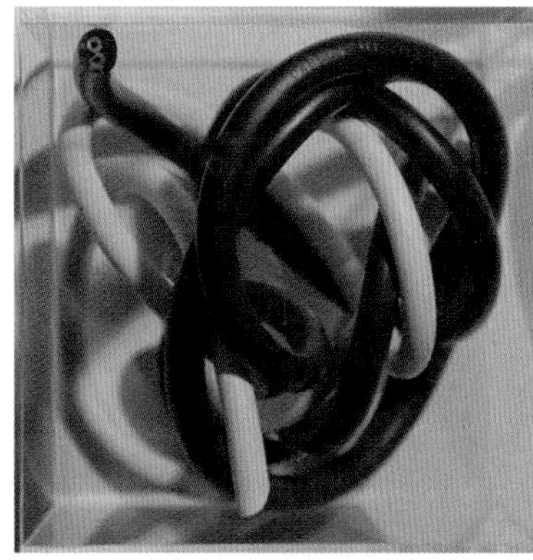

Aufgabe Nr. 13

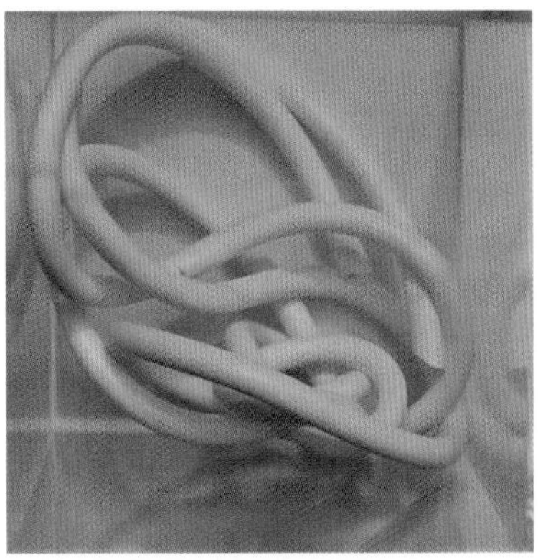

(A) : r
(B) : l
(C) : u
(D) : o
(E) : h

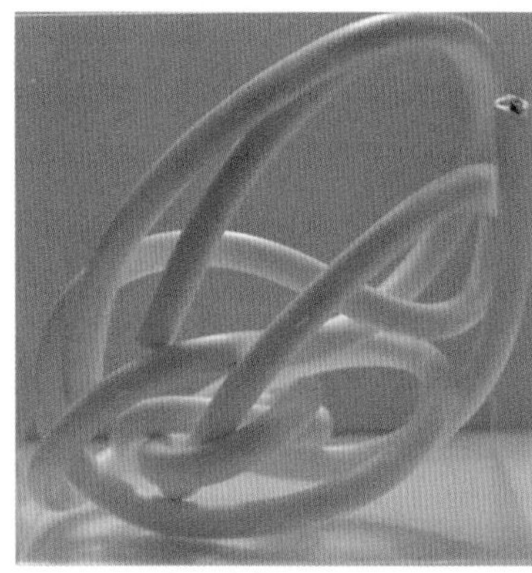

Aufgabe Nr. 14

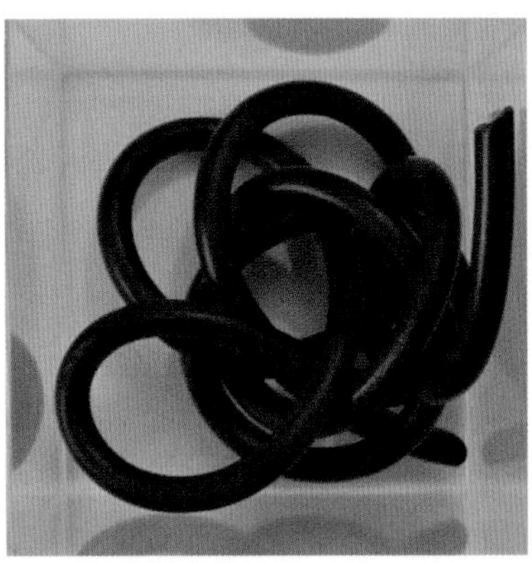

(A) : r
(B) : l
(C) : u
(D) : o
(E) : h

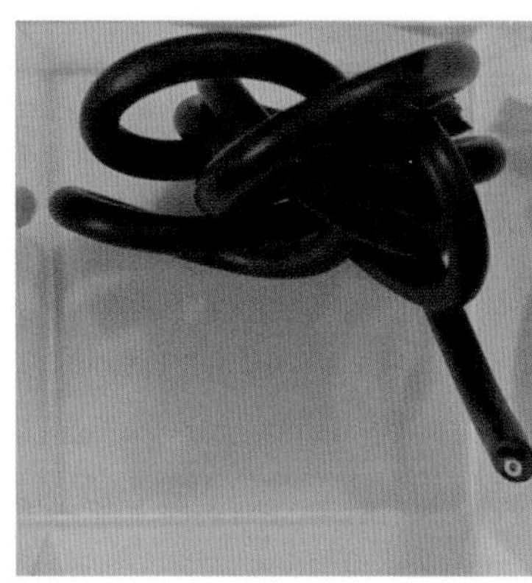

Aufgabe Nr. 15

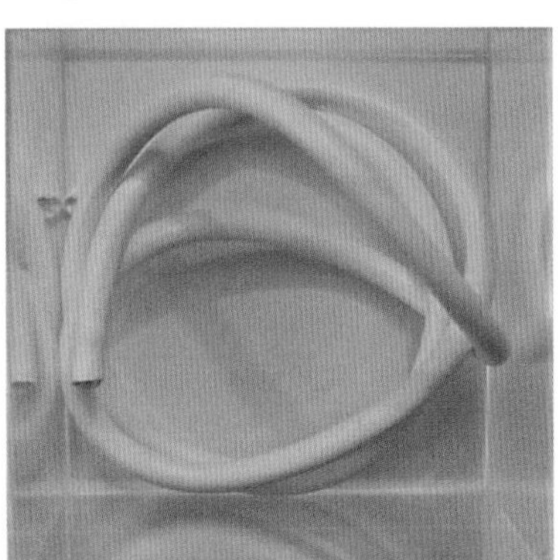

(A) : r
(B) : l
(C) : u
(D) : o
(E) : h

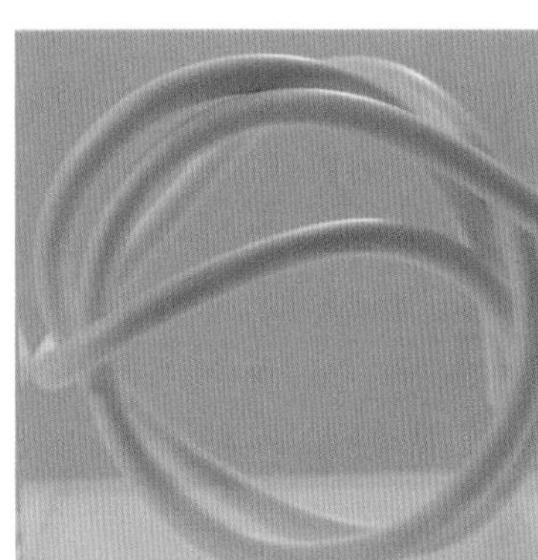

Aufgabe Nr. 16

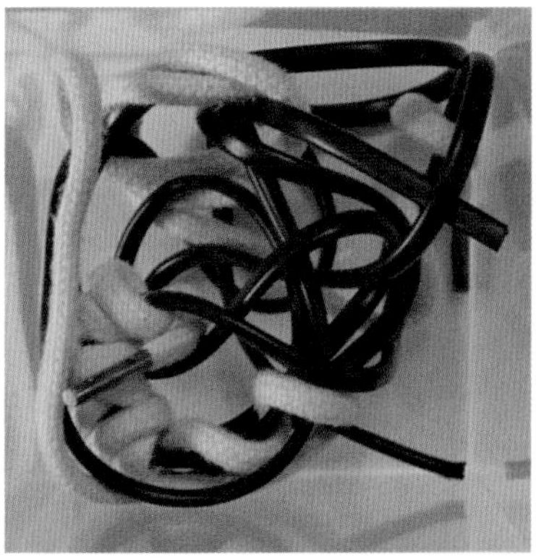

(A) : r
(B) : l
(C) : u
(D) : o
(E) : h

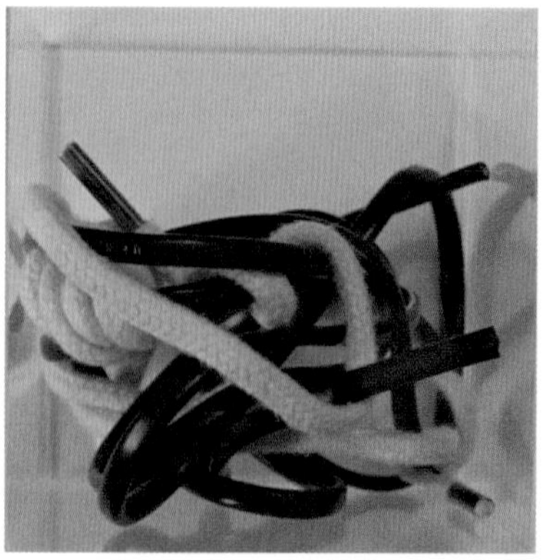

Aufgabe Nr. 17

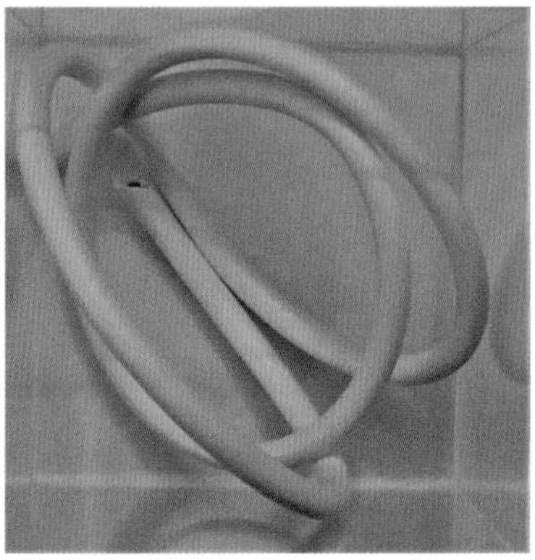

(A) : r
(B) : l
(C) : u
(D) : o
(E) : h

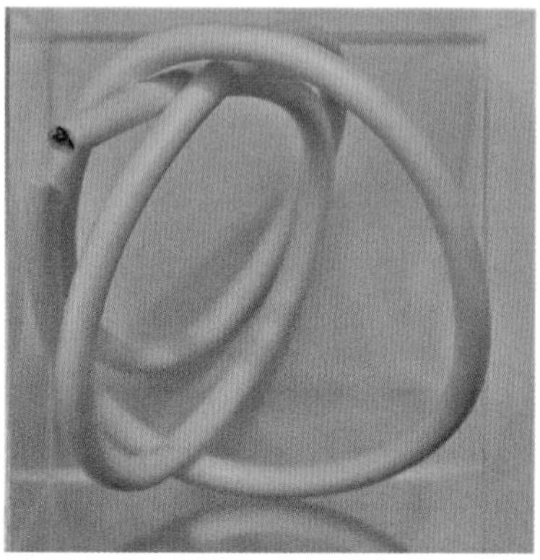

Aufgabe Nr. 18

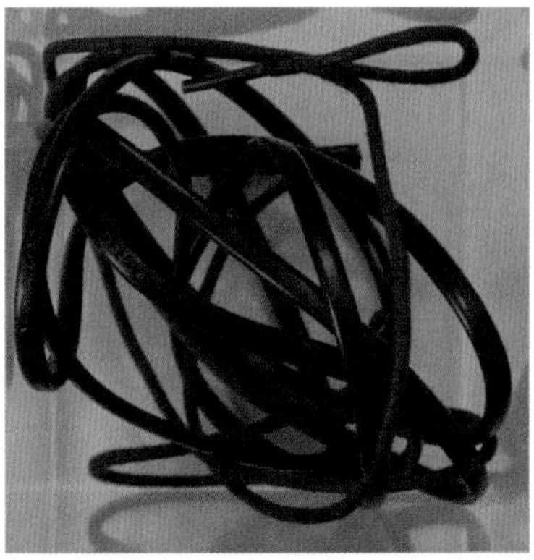

(A) : r
(B) : l
(C) : u
(D) : o
(E) : h

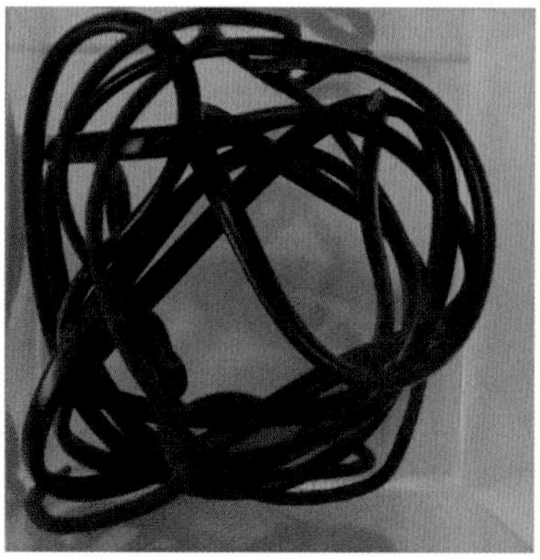

Aufgabe Nr. 19

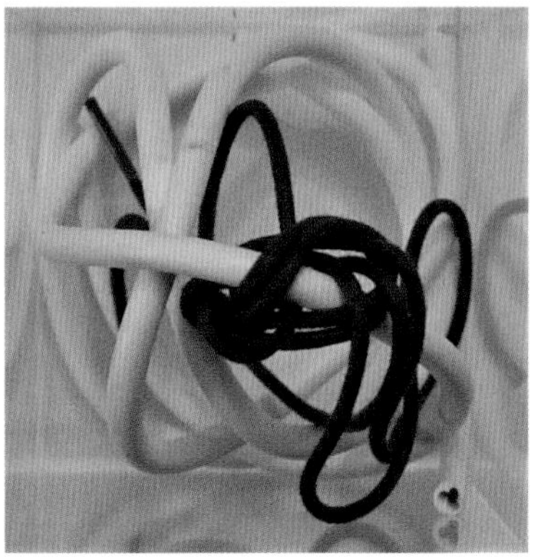

(A) : r
(B) : l
(C) : u
(D) : o
(E) : h

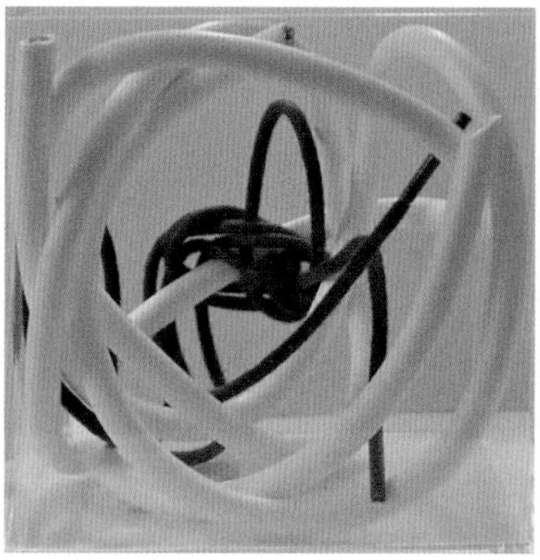

Aufgabe Nr. 20

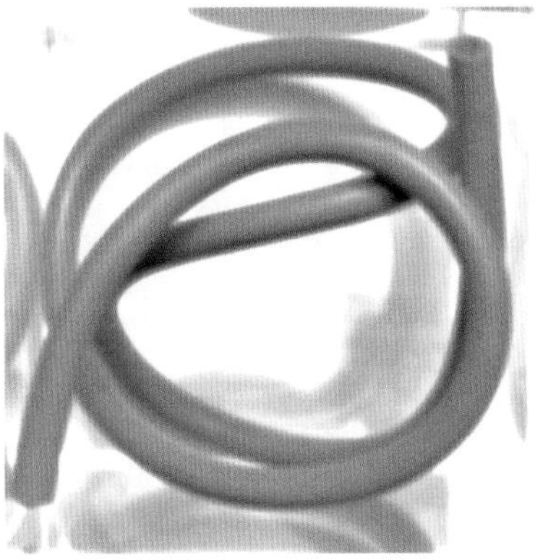

(A) : r
(B) : l
(C) : u
(D) : o
(E) : h

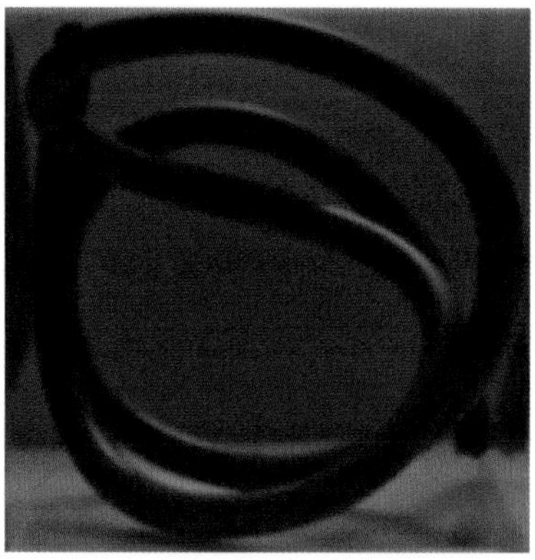

Aufgabe Nr. 21

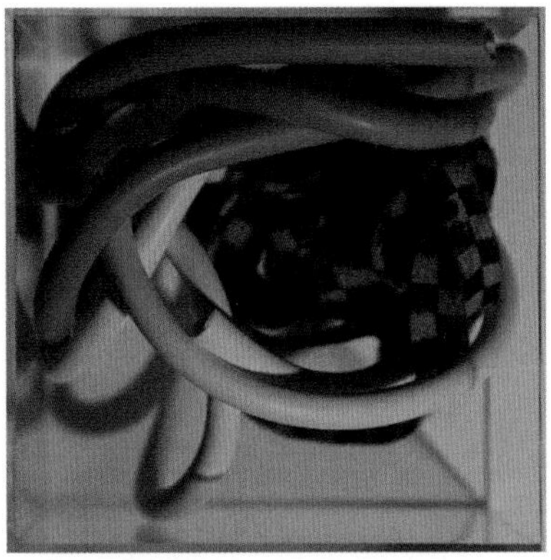

(A) : r
(B) : l
(C) : u
(D) : o
(E) : h

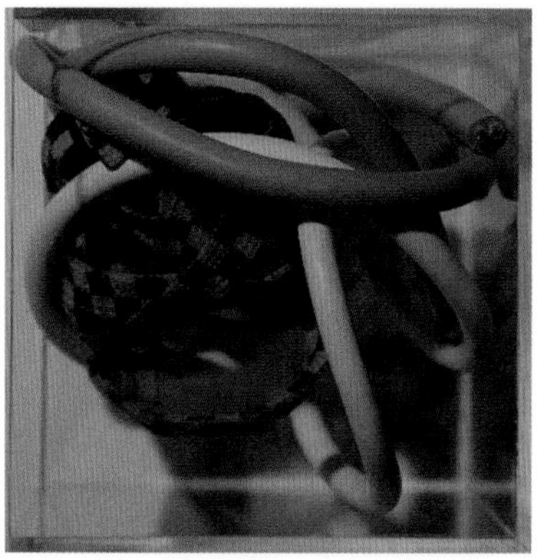

Aufgabe Nr. 22

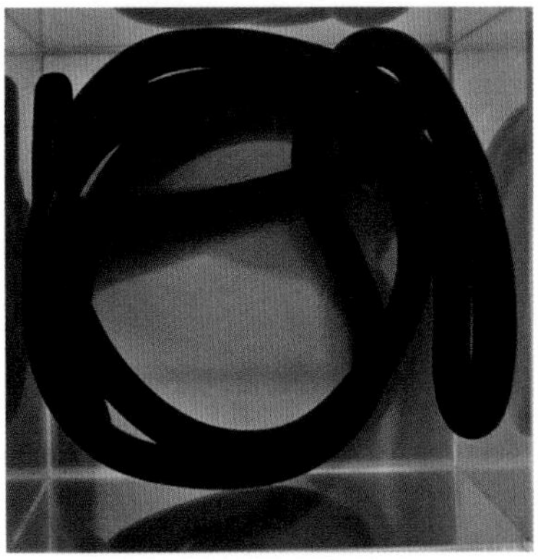

(A) : r
(B) : l
(C) : u
(D) : o
(E) : h

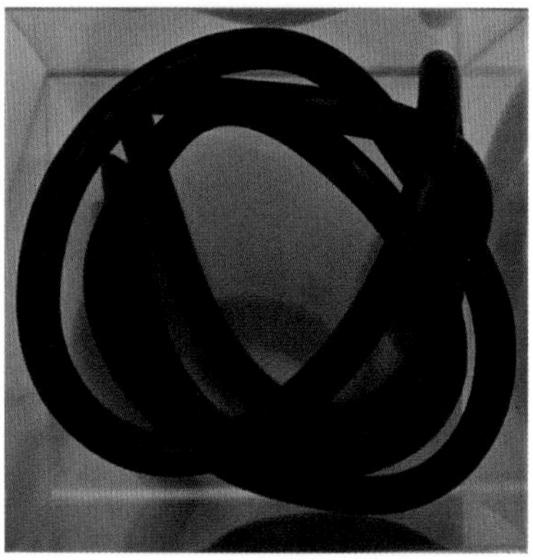

Aufgabe Nr. 23

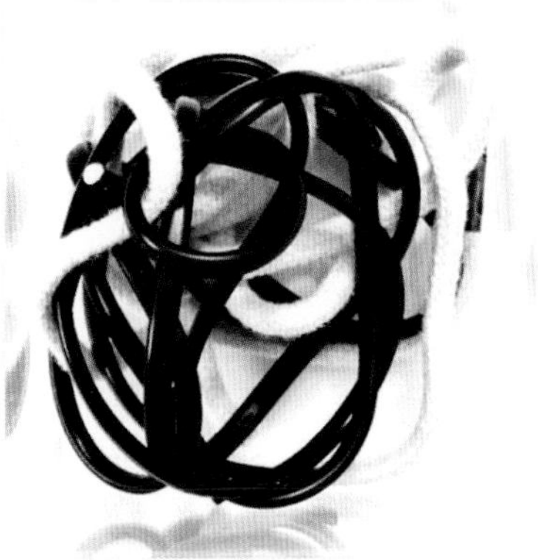

(A) : r
(B) : l
(C) : u
(D) : o
(E) : h

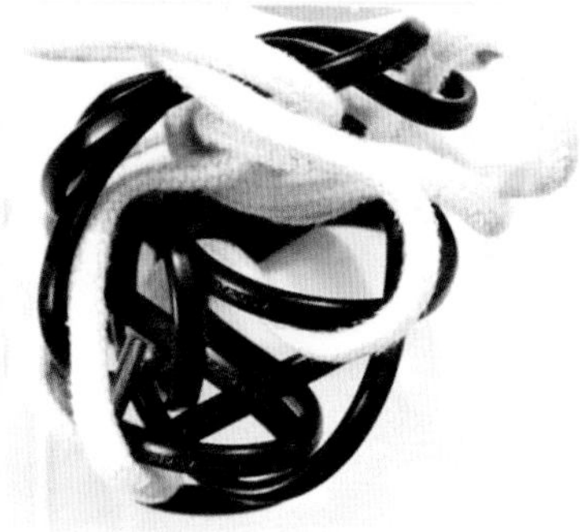

Aufgabe Nr. 24

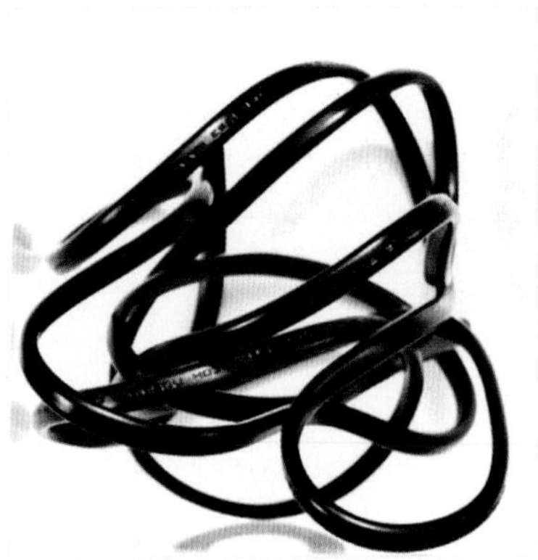

(A) : r
(B) : l
(C) : u
(D) : o
(E) : h

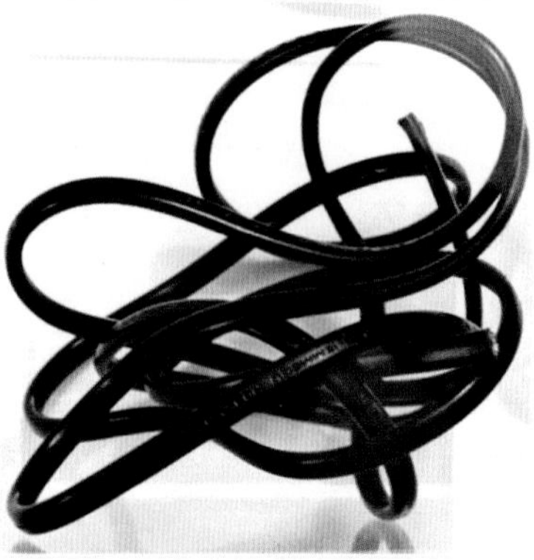

Übungsset 7

Jede Aufgabe besteht aus zwei Abbildungen eines durchsichtigen Würfels samt Inhalt. Die erste Abbildung (links) zeigt den Würfel stets von vorne. Sie sollen herausfinden, aus welcher Perspektive (rechts: r, links: l, unten: u, oben: o, hinten: h) der Würfel im zweiten Bild gezeigt wird. (TMS: 15 Min. für 24 Aufgaben, EMS: 12 Min. für 20 Aufgaben)

Aufgabe Nr. 1

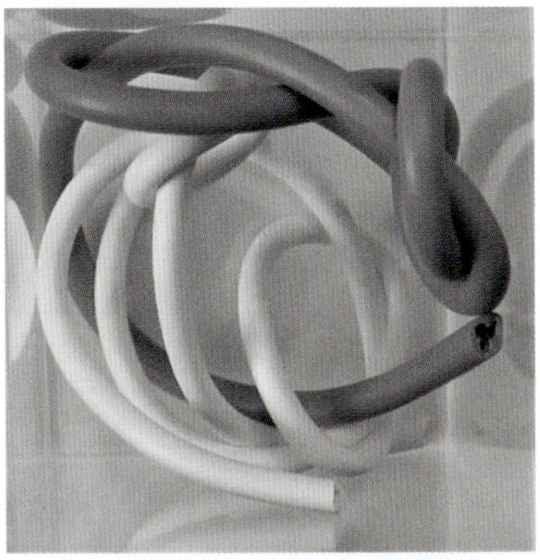

(A) : r
(B) : l
(C) : u
(D) : o
(E) : h

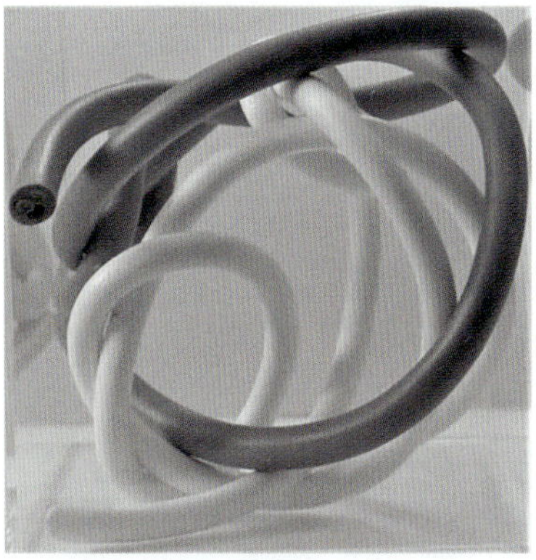

Aufgabe Nr. 2

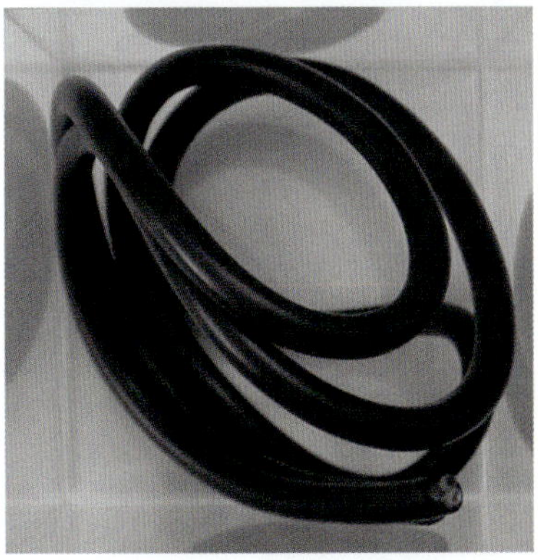

(A) : r
(B) : l
(C) : u
(D) : o
(E) : h

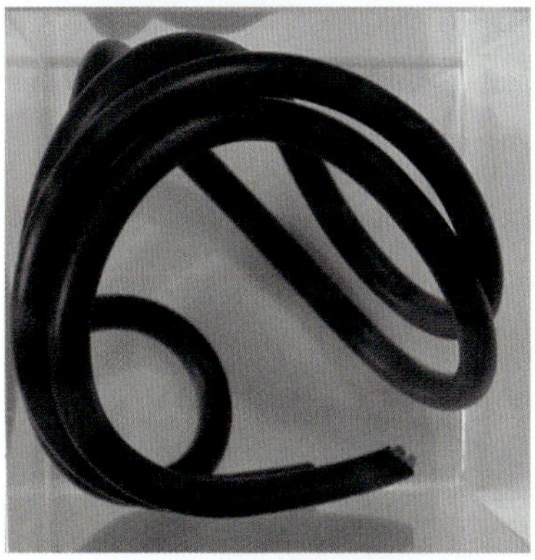

Aufgabe Nr. 3

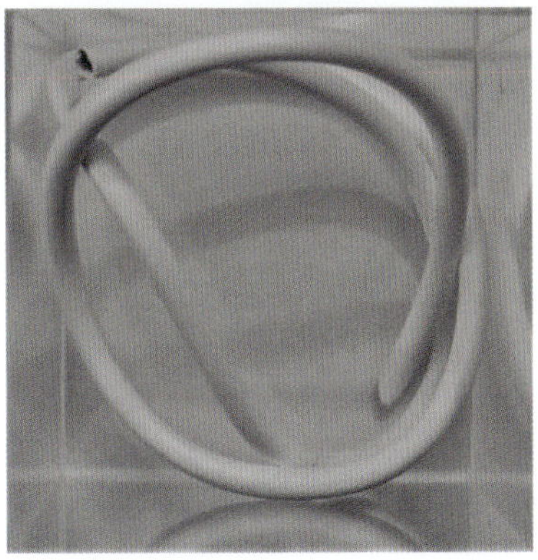

(A) : r
(B) : l
(C) : u
(D) : o
(E) : h

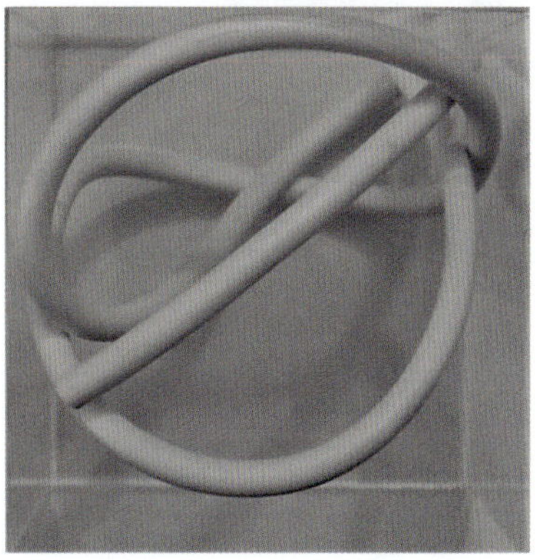

Aufgabe Nr. 4

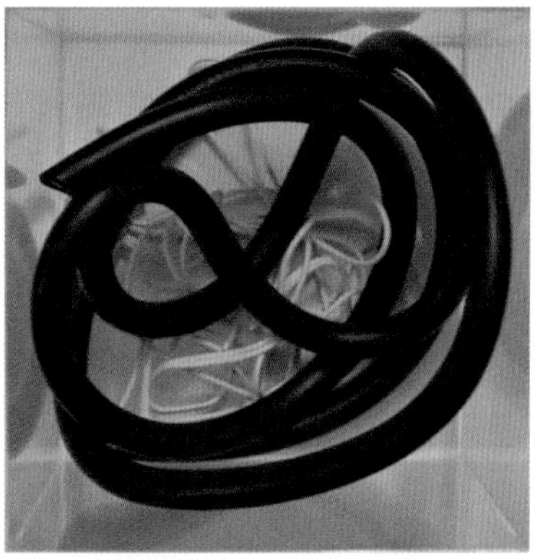

(A) : r
(B) : l
(C) : u
(D) : o
(E) : h

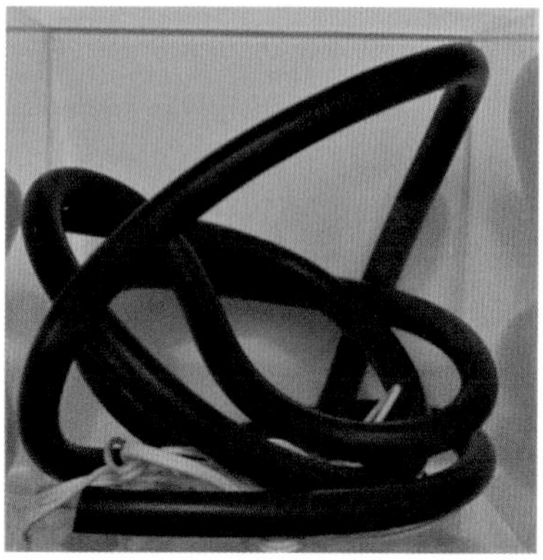

Aufgabe Nr. 5

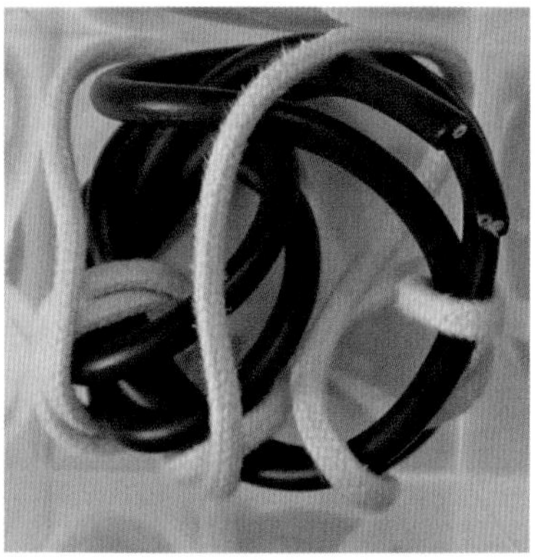

(A) : r
(B) : l
(C) : u
(D) : o
(E) : h

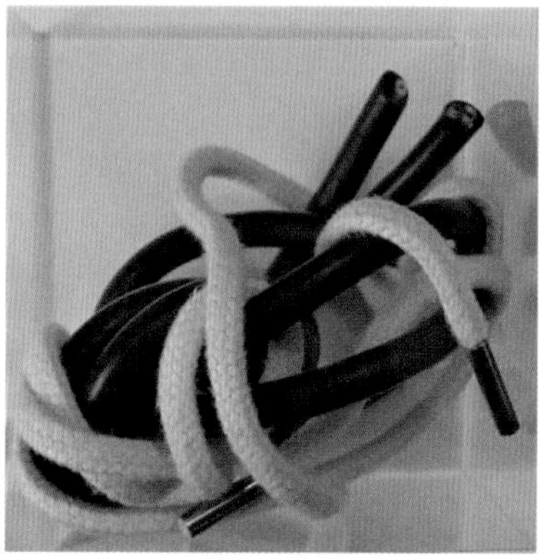

Aufgabe Nr. 6

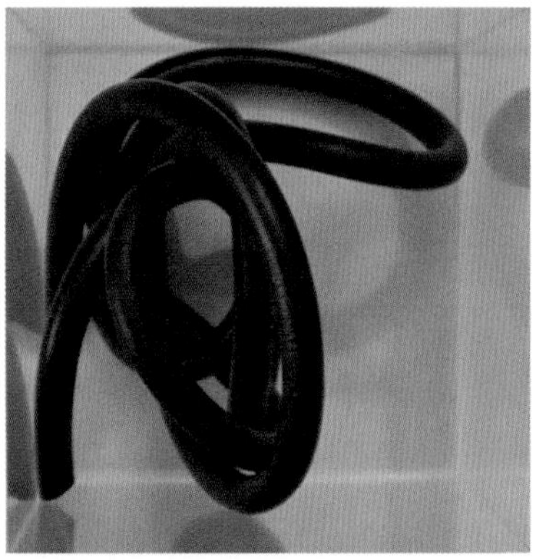

(A) : r
(B) : l
(C) : u
(D) : o
(E) : h

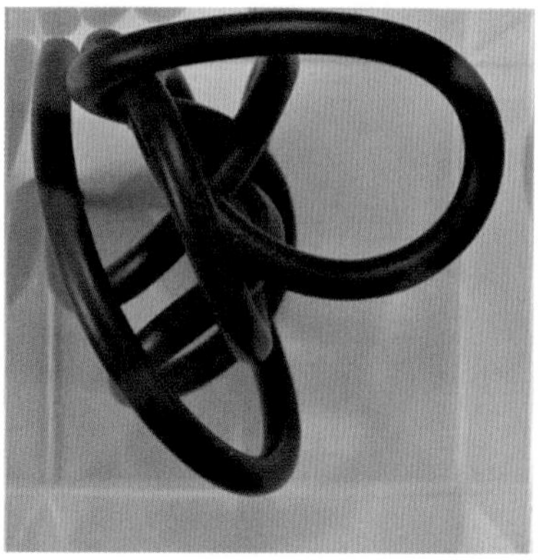

Aufgabe Nr. 7

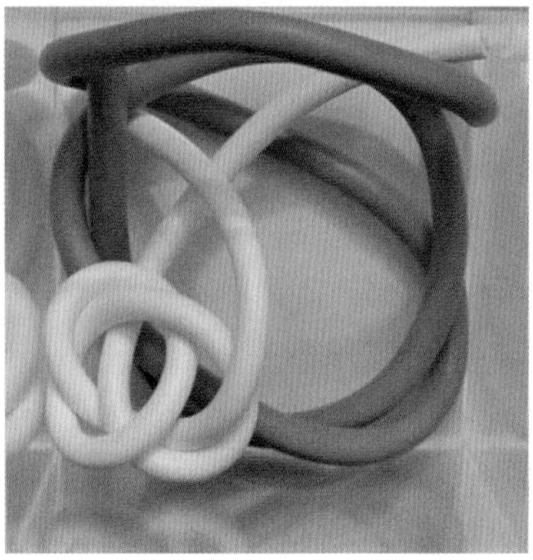

(A) : r
(B) : l
(C) : u
(D) : o
(E) : h

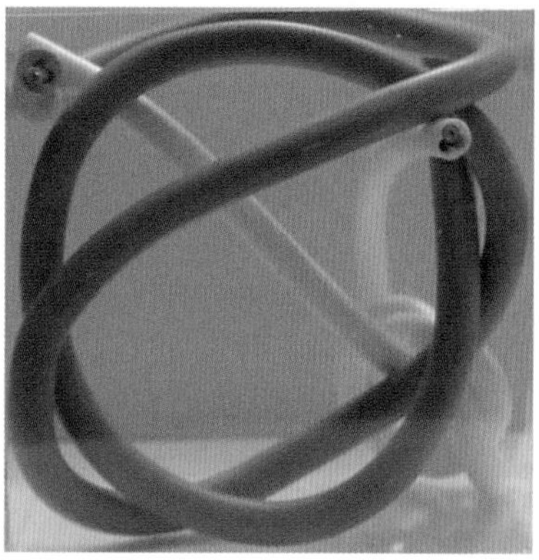

Aufgabe Nr. 8

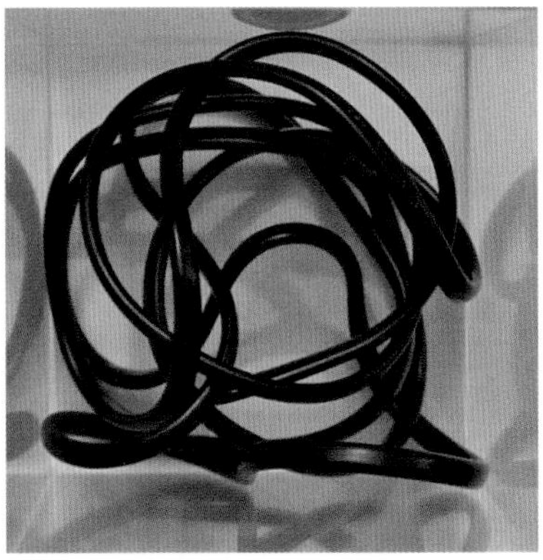

(A) : r
(B) : l
(C) : u
(D) : o
(E) : h

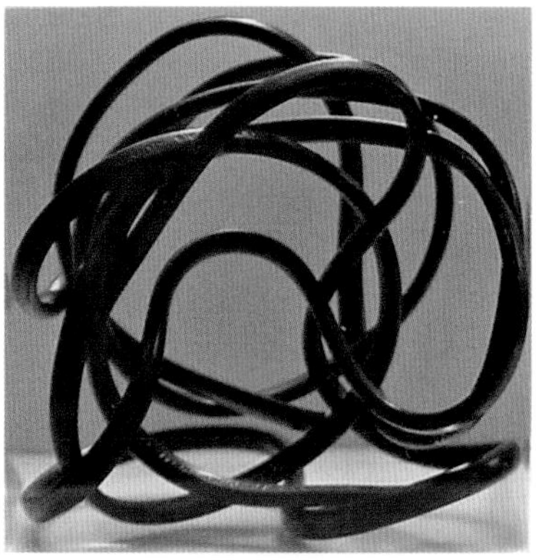

Aufgabe Nr. 9

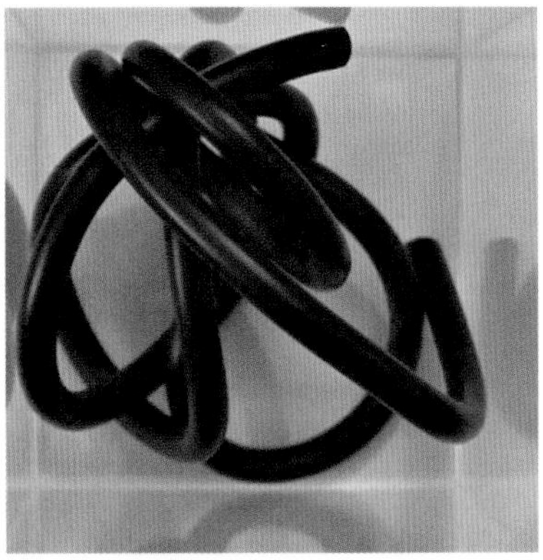

(A) : r
(B) : l
(C) : u
(D) : o
(E) : h

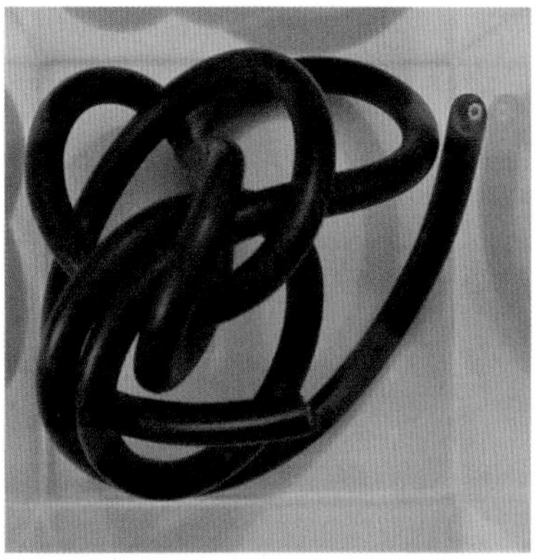

Aufgabe Nr. 10

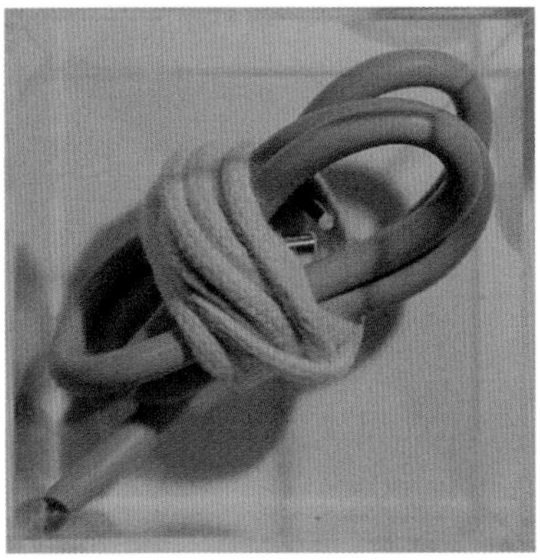

(A) : r
(B) : l
(C) : u
(D) : o
(E) : h

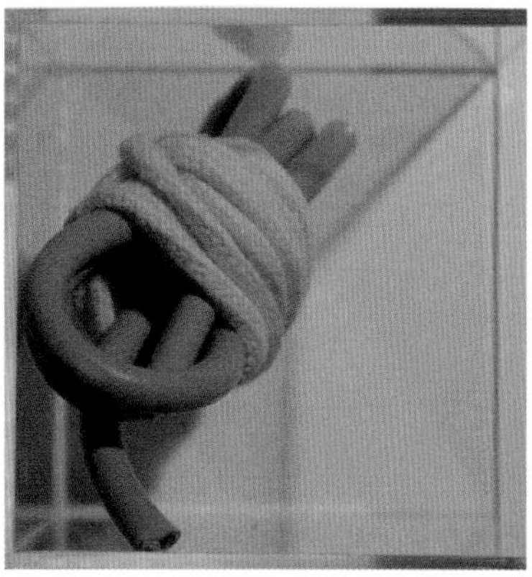

Aufgabe Nr. 11

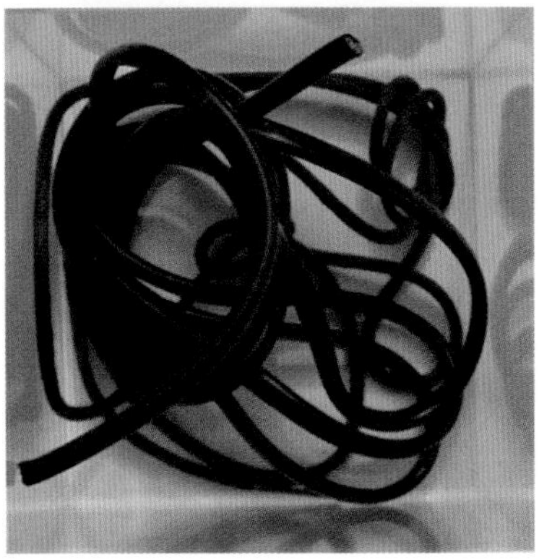

(A) : r
(B) : l
(C) : u
(D) : o
(E) : h

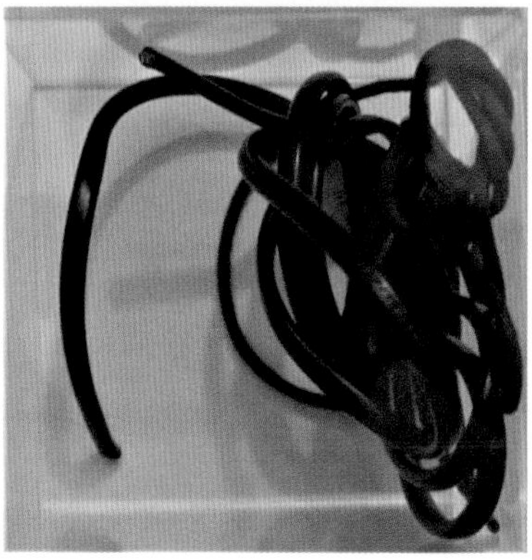

Aufgabe Nr. 12

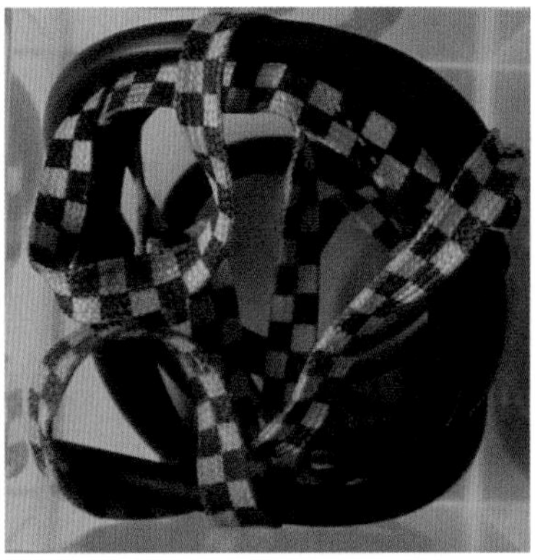

(A) : r
(B) : l
(C) : u
(D) : o
(E) : h

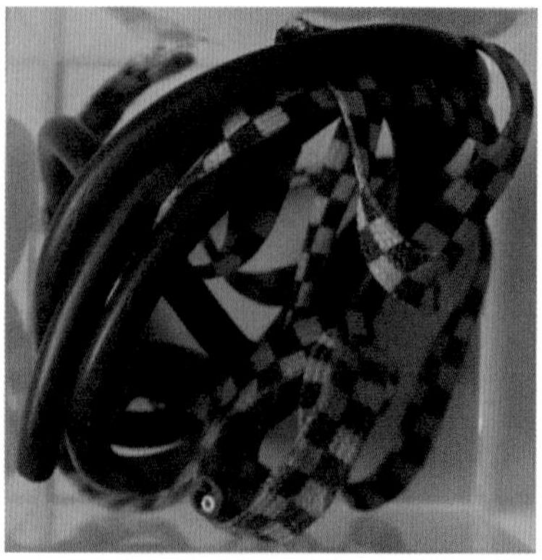

Aufgabe Nr. 13

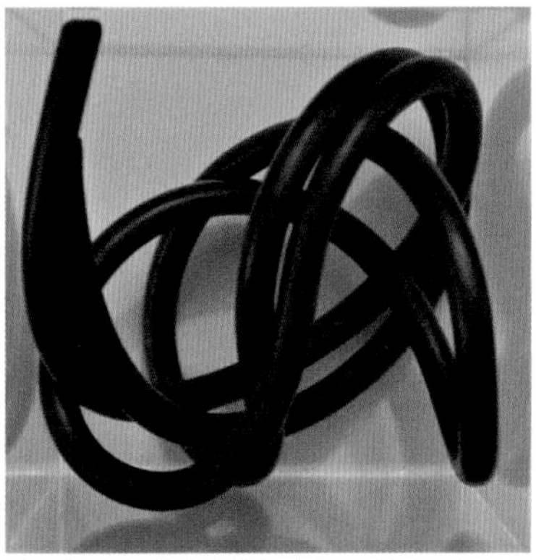

(A) : r
(B) : l
(C) : u
(D) : o
(E) : h

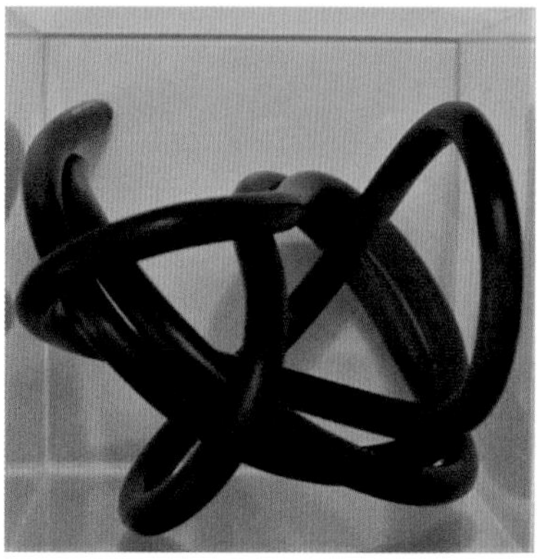

Aufgabe Nr. 14

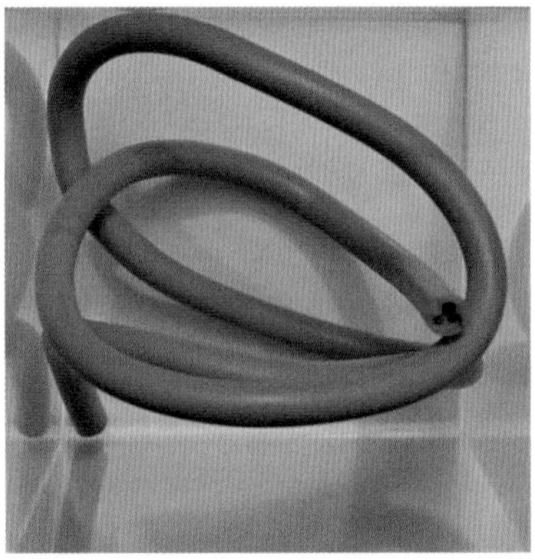

(A) : r
(B) : l
(C) : u
(D) : o
(E) : h

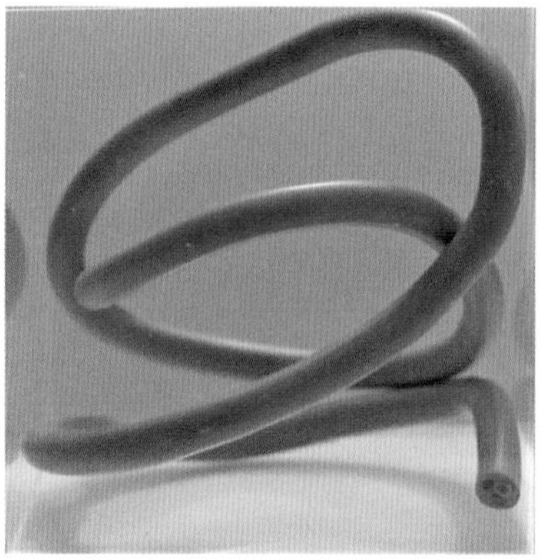

Aufgabe Nr. 15

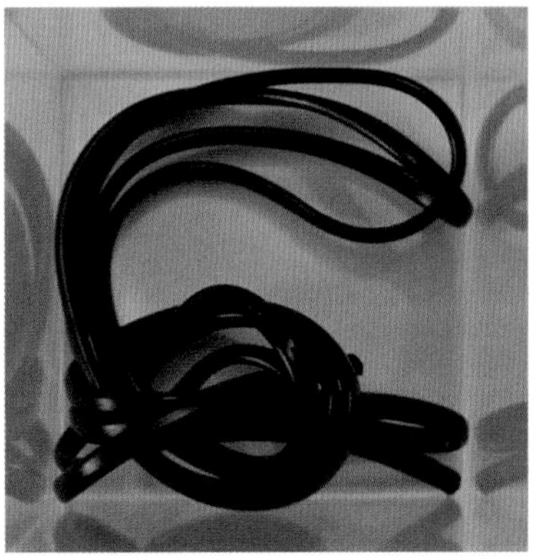

(A) : r
(B) : l
(C) : u
(D) : o
(E) : h

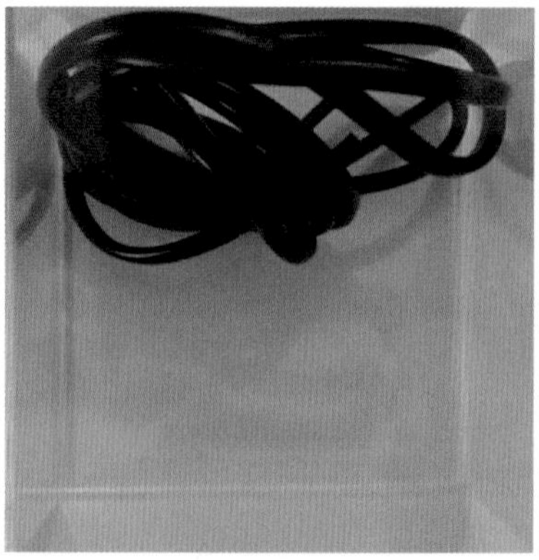

Aufgabe Nr. 16

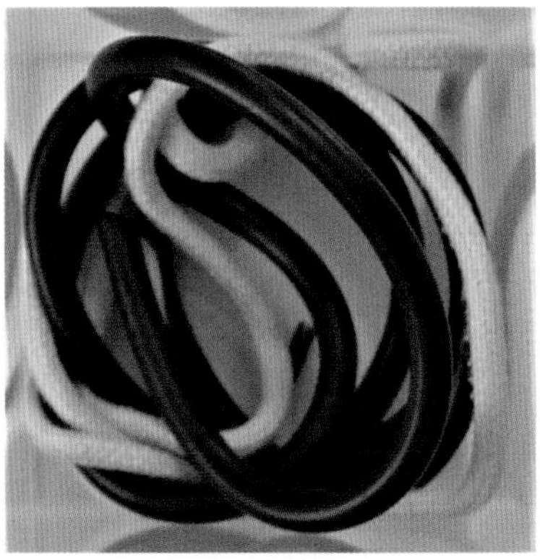

(A) : r
(B) : l
(C) : u
(D) : o
(E) : h

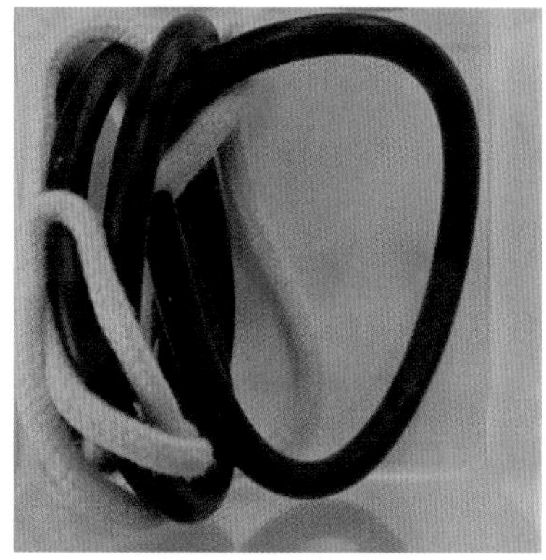

Aufgabe Nr. 17

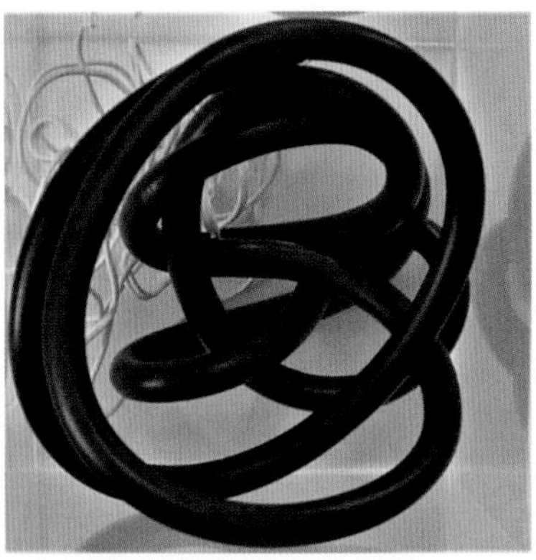

(A) : r
(B) : l
(C) : u
(D) : o
(E) : h

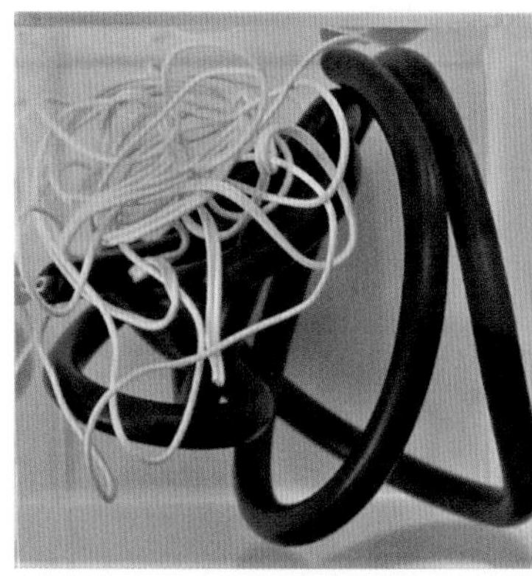

Aufgabe Nr. 18

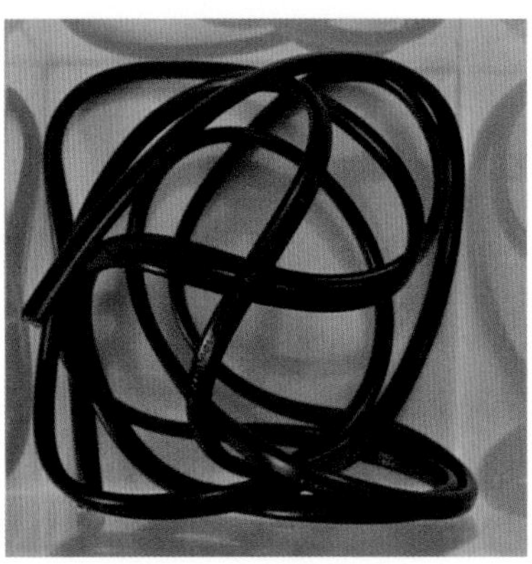

(A) : r
(B) : l
(C) : u
(D) : o
(E) : h

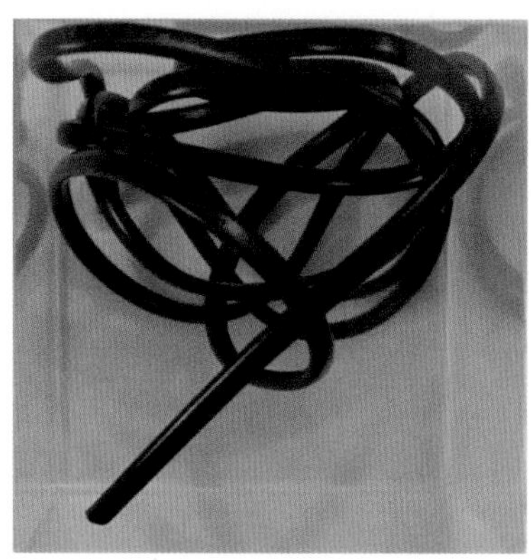

Aufgabe Nr. 19

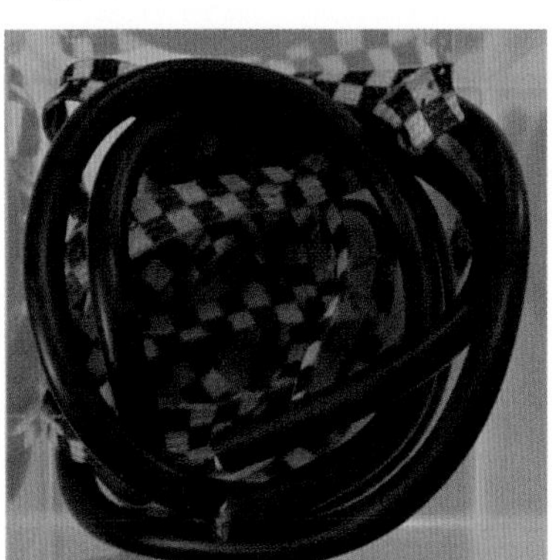

(A) : r
(B) : l
(C) : u
(D) : o
(E) : h

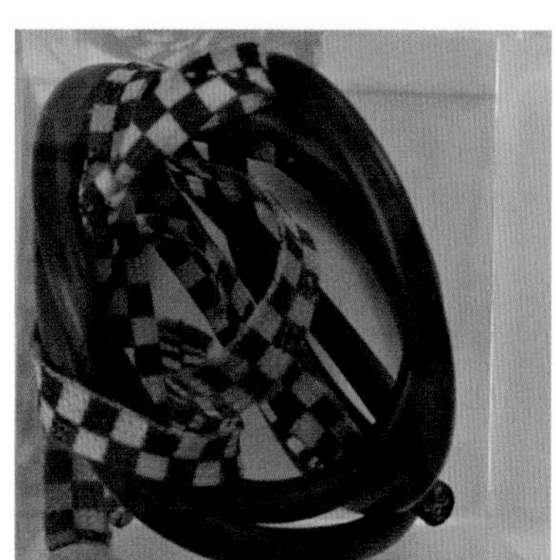

Aufgabe Nr. 20

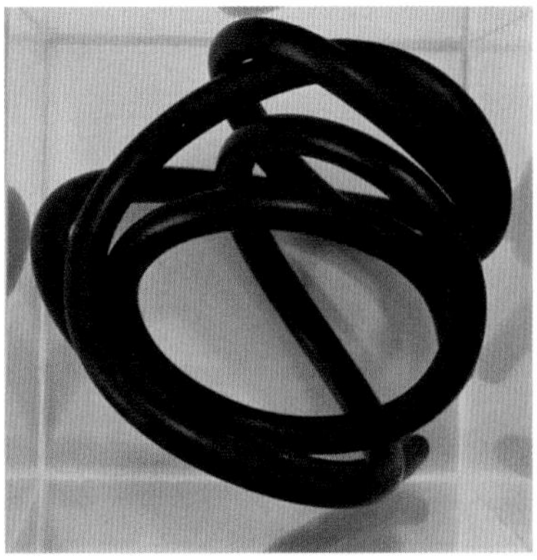

(A) : r
(B) : l
(C) : u
(D) : o
(E) : h

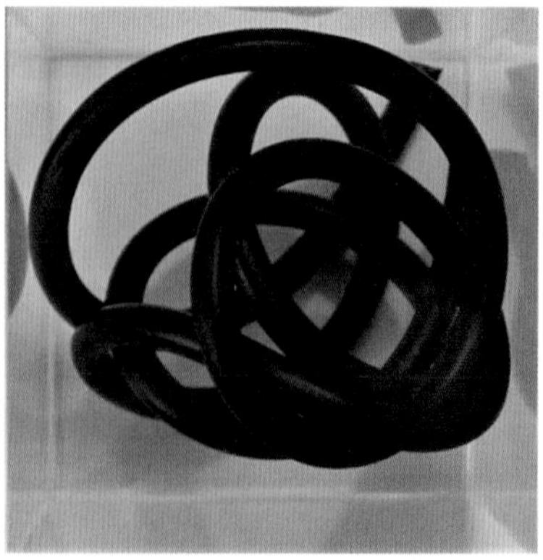

Aufgabe Nr. 21

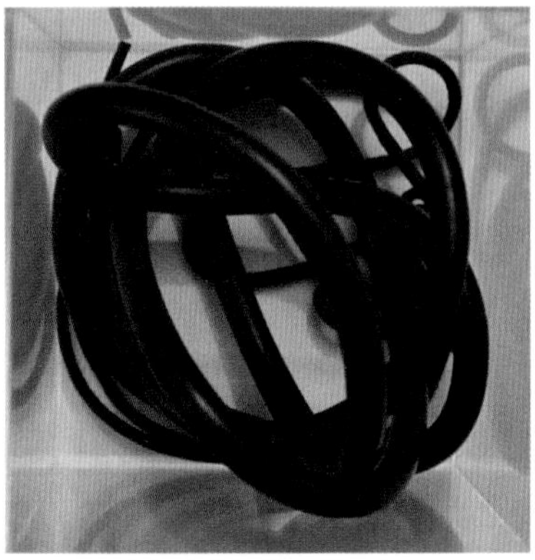

(A) : r
(B) : l
(C) : u
(D) : o
(E) : h

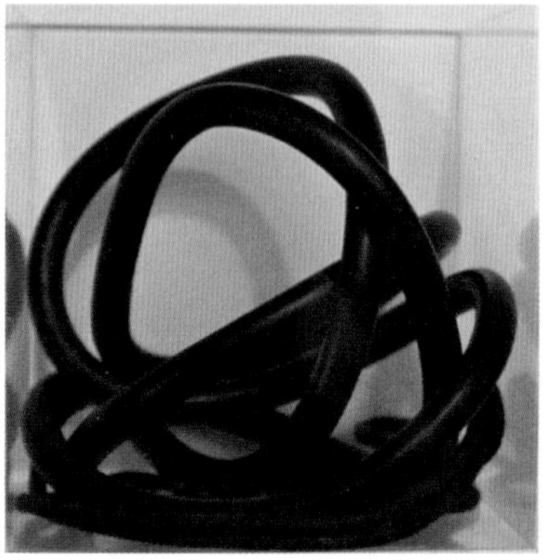

Aufgabe Nr. 22

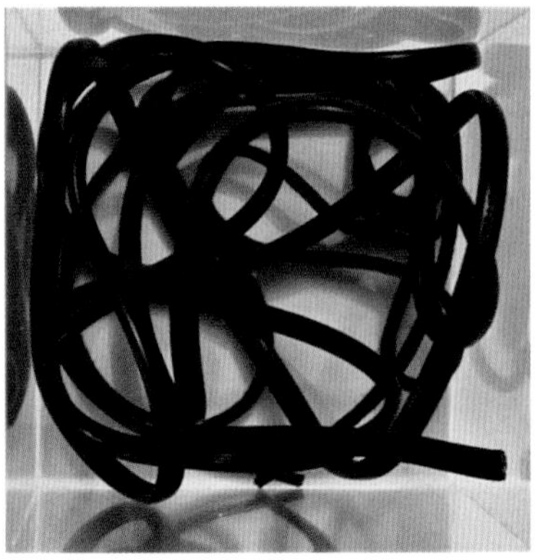

(A) : r
(B) : l
(C) : u
(D) : o
(E) : h

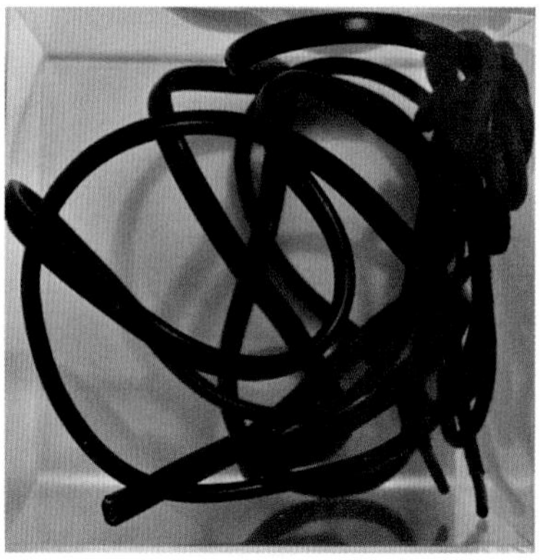

Aufgabe Nr. 23

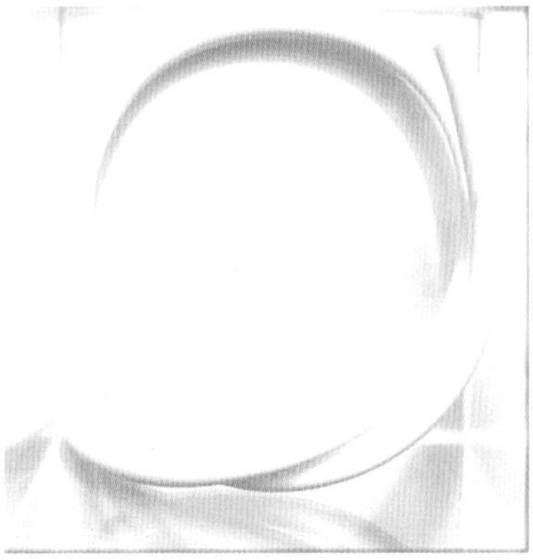

(A) : r
(B) : l
(C) : u
(D) : o
(E) : h

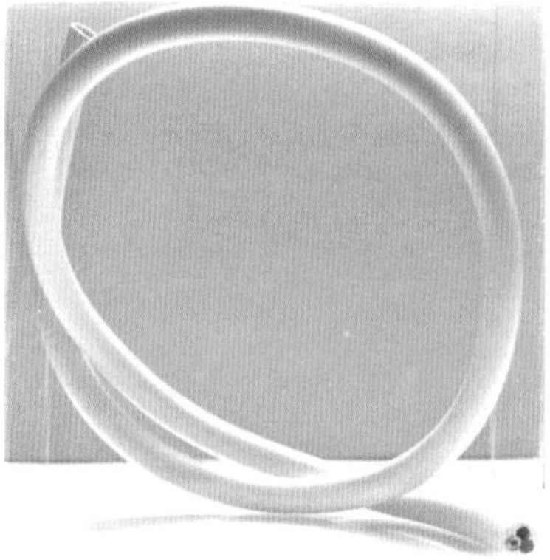

Aufgabe Nr. 24

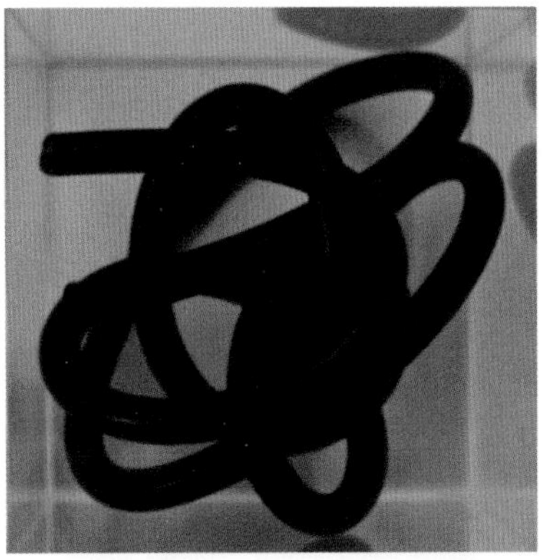

(A) : r
(B) : l
(C) : u
(D) : o
(E) : h

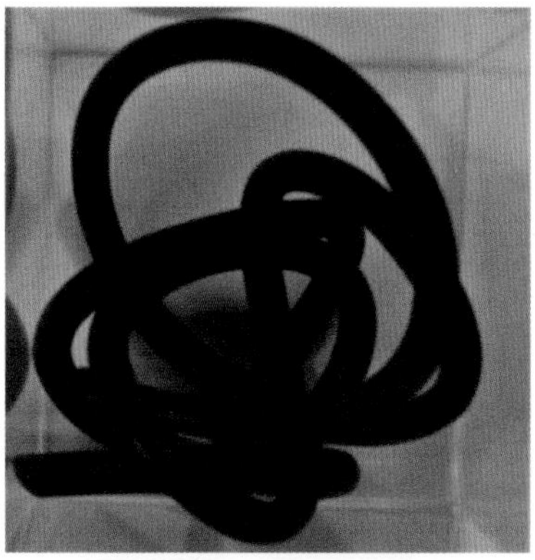

Übungsset 8

Jede Aufgabe besteht aus zwei Abbildungen eines durchsichtigen Würfels samt Inhalt. Die erste Abbildung (links) zeigt den Würfel stets von vorne. Sie sollen herausfinden, aus welcher Perspektive (rechts: r, links: l, unten: u, oben: o, hinten: h) der Würfel im zweiten Bild gezeigt wird. (TMS: 15 Min. für 24 Aufgaben, EMS: 12 Min. für 20 Aufgaben)

Aufgabe Nr. 1

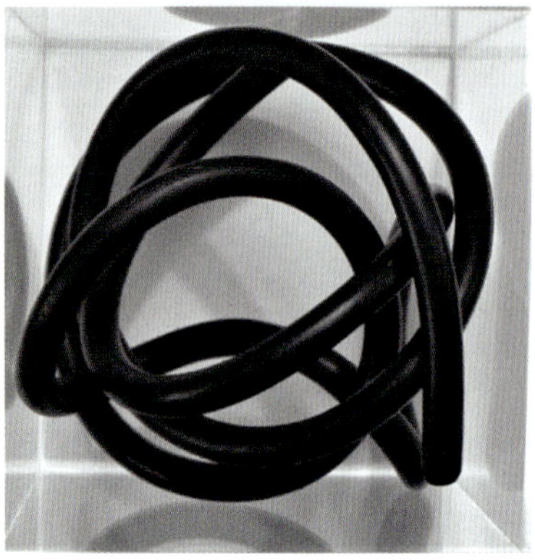

(A) : r
(B) : l
(C) : u
(D) : o
(E) : h

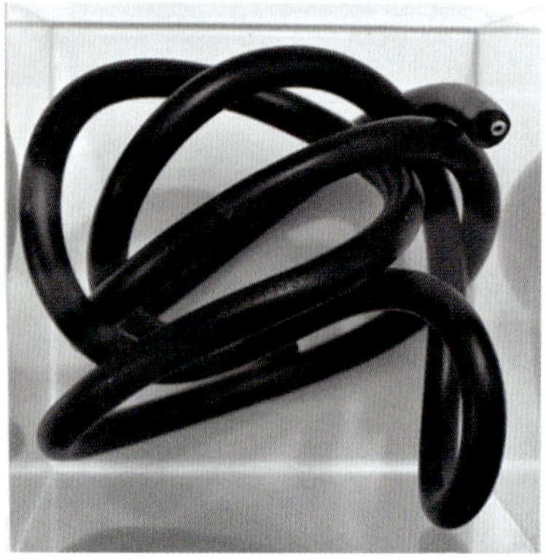

Aufgabe Nr. 2

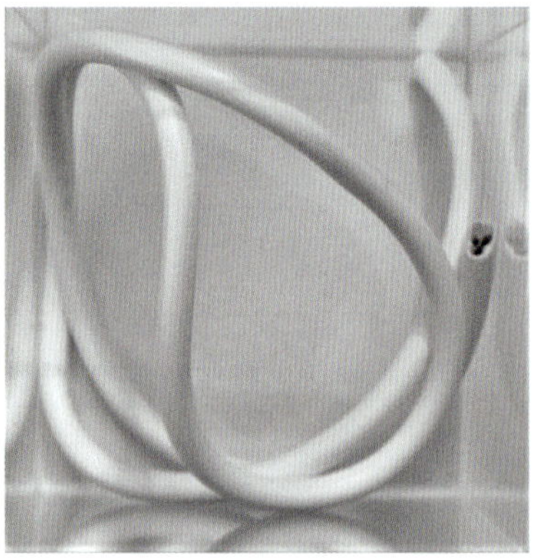

(A) : r
(B) : l
(C) : u
(D) : o
(E) : h

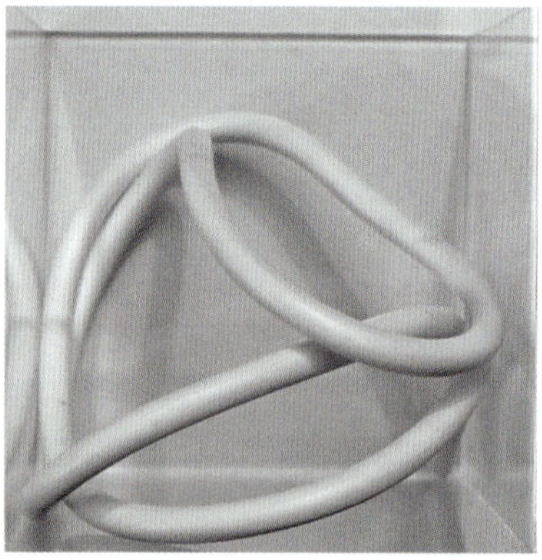

Aufgabe Nr. 3

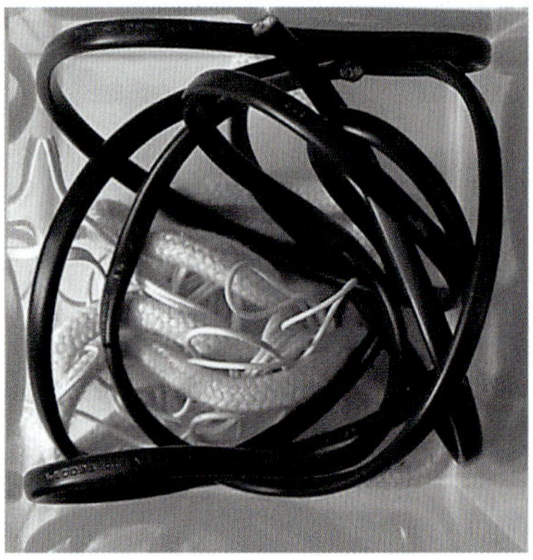

(A) : r
(B) : l
(C) : u
(D) : o
(E) : h

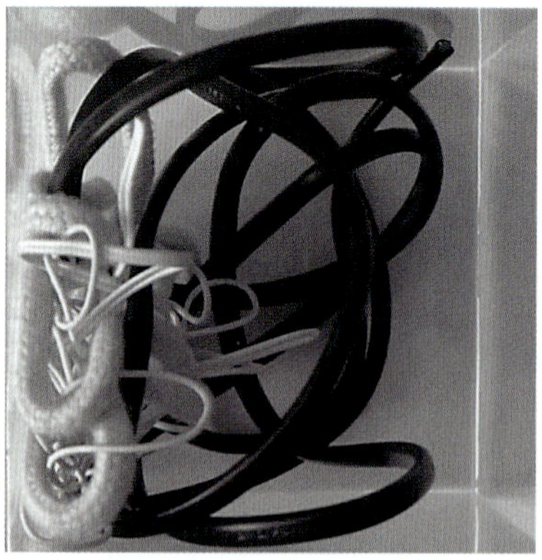

Aufgabe Nr. 4

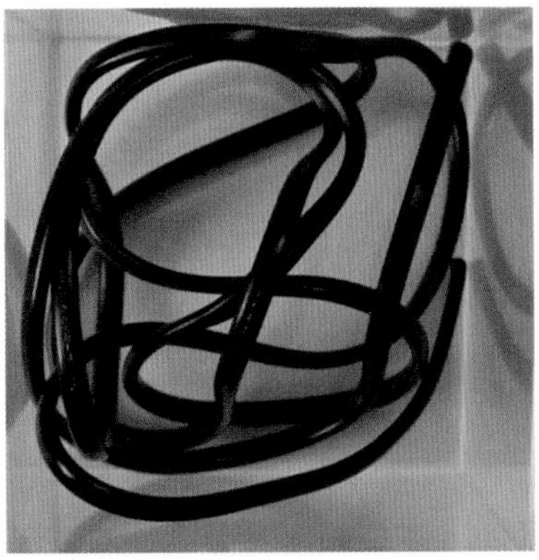

(A) : r
(B) : l
(C) : u
(D) : o
(E) : h

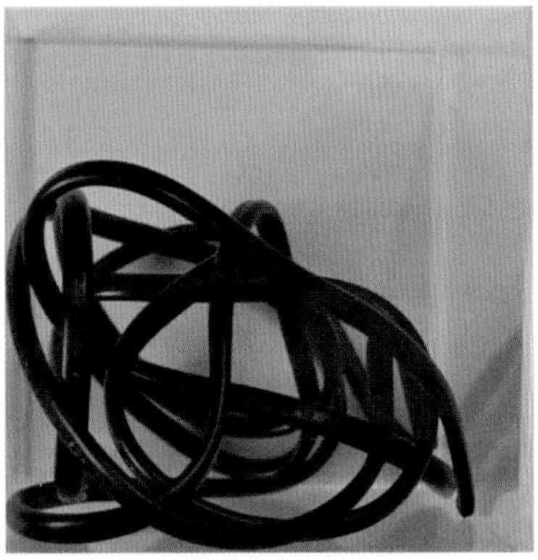

Aufgabe Nr. 5

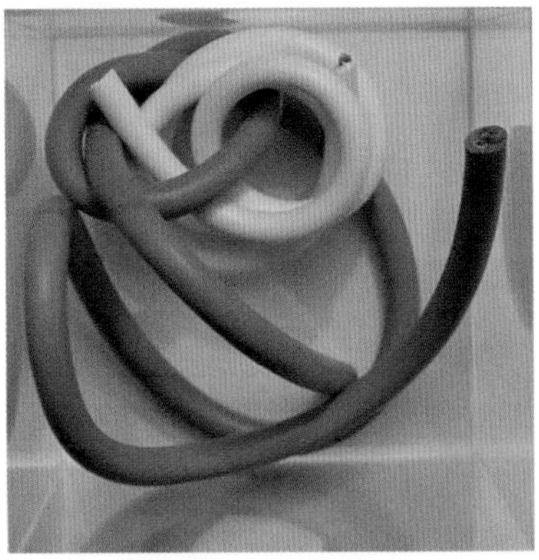

(A) : r
(B) : l
(C) : u
(D) : o
(E) : h

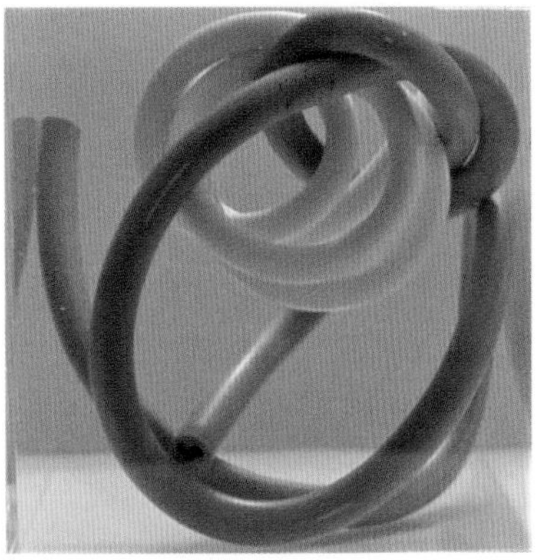

Aufgabe Nr. 6

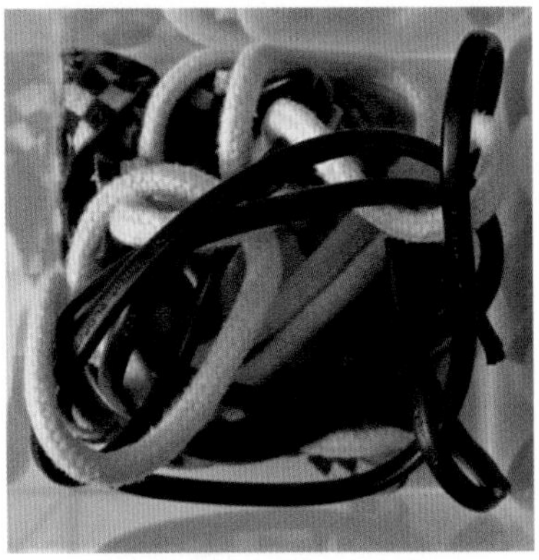

(A) : r
(B) : l
(C) : u
(D) : o
(E) : h

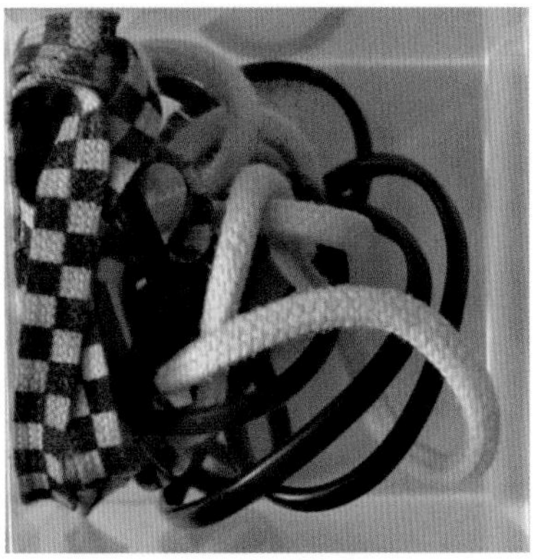

Aufgabe Nr. 7

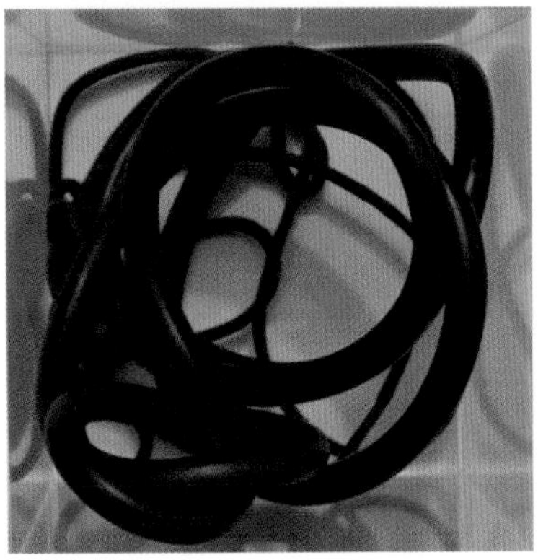

(A) : r
(B) : l
(C) : u
(D) : o
(E) : h

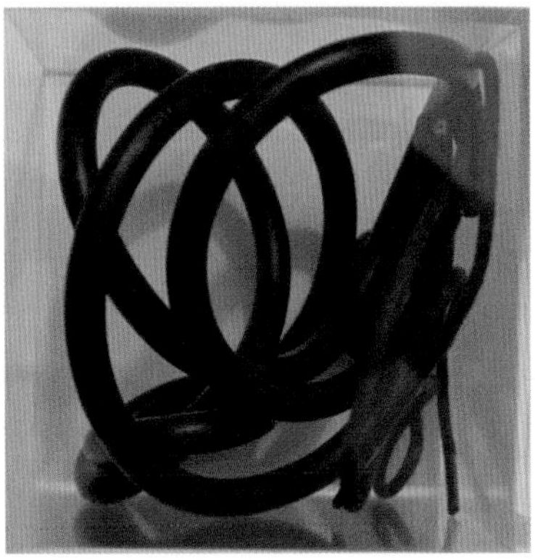

Aufgabe Nr. 8

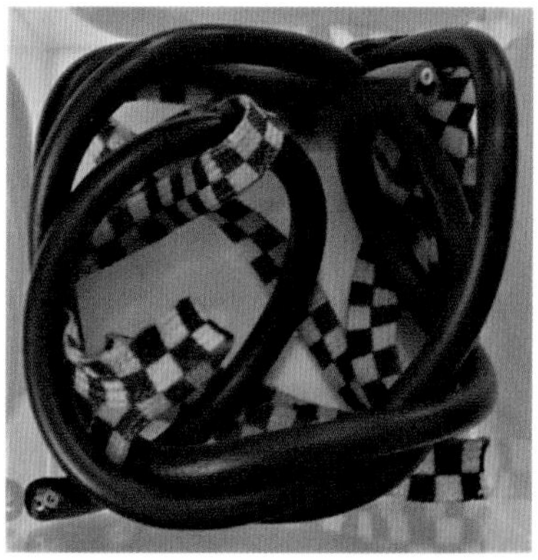

(A) : r
(B) : l
(C) : u
(D) : o
(E) : h

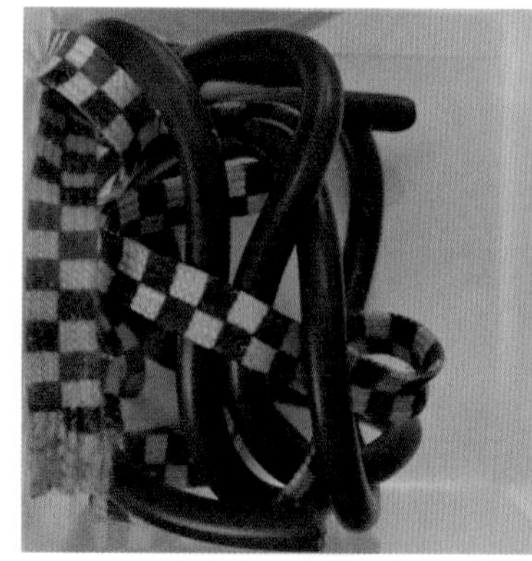

Aufgabe Nr. 9

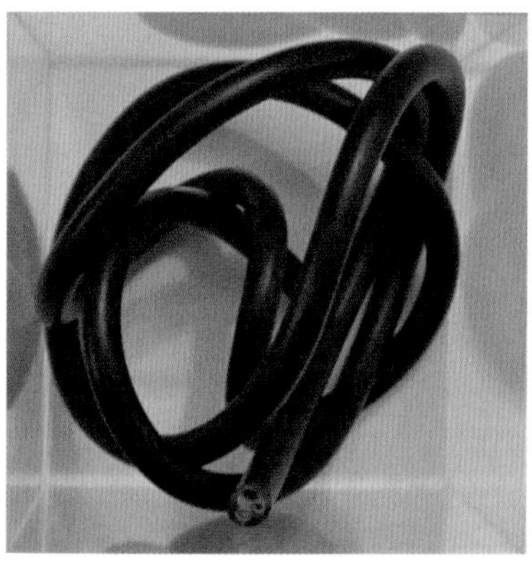

(A) : r
(B) : l
(C) : u
(D) : o
(E) : h

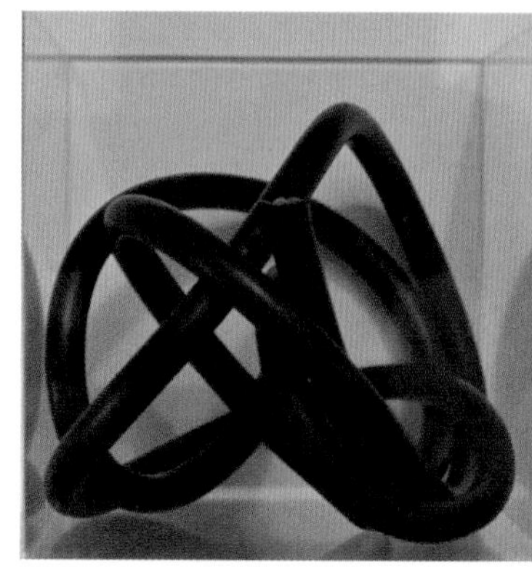

Aufgabe Nr. 10

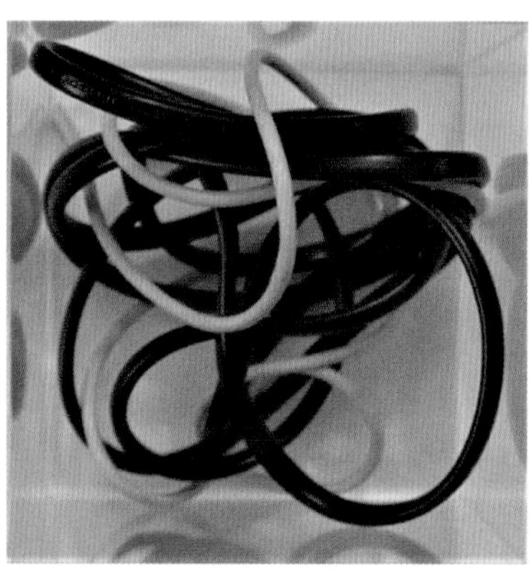

(A) : r
(B) : l
(C) : u
(D) : o
(E) : h

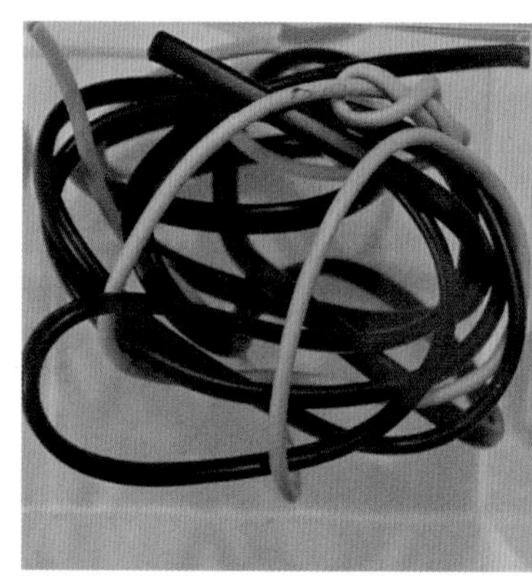

Aufgabe Nr. 11

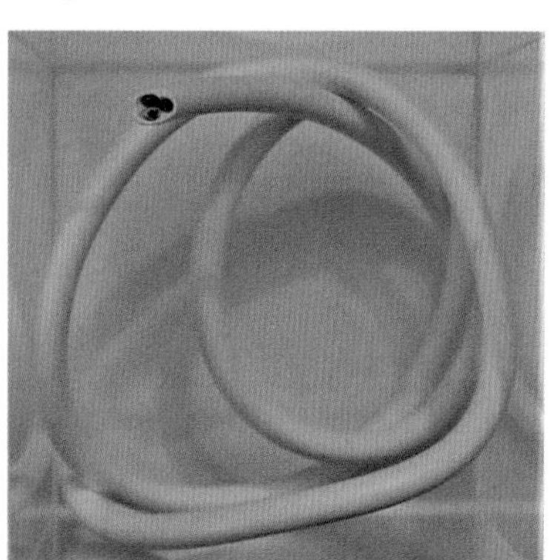

(A) : r
(B) : l
(C) : u
(D) : o
(E) : h

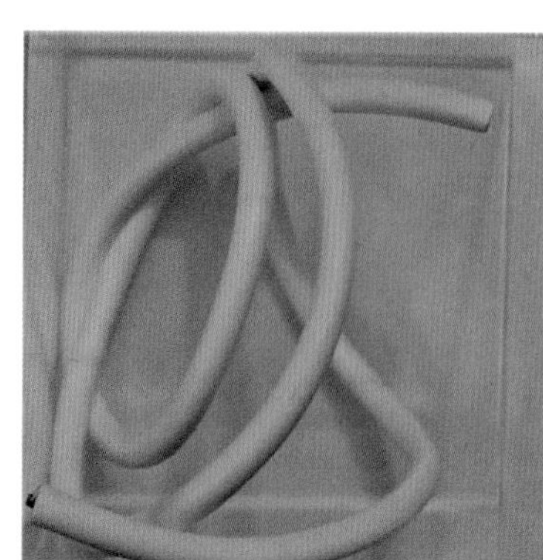

Aufgabe Nr. 12

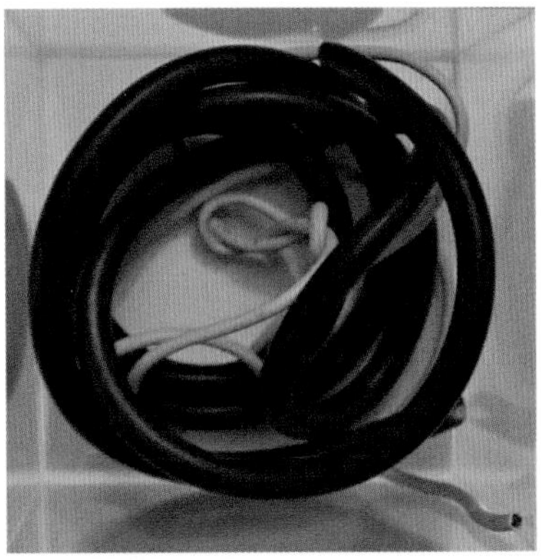

(A) : r
(B) : l
(C) : u
(D) : o
(E) : h

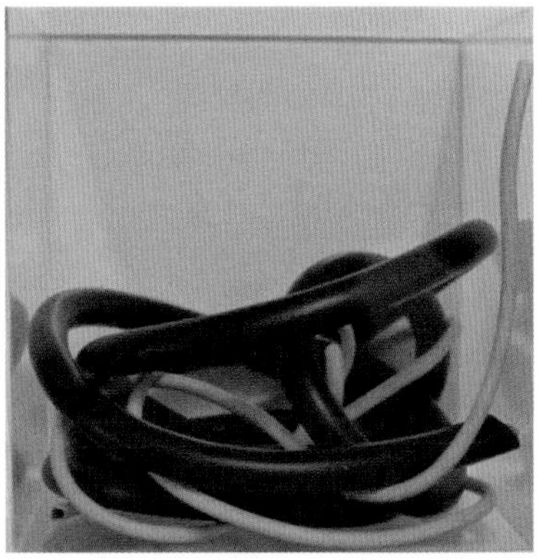

Aufgabe Nr. 13

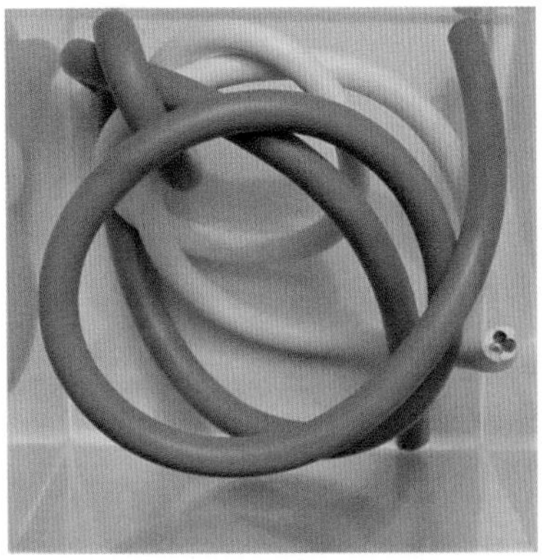

(A) : r
(B) : l
(C) : u
(D) : o
(E) : h

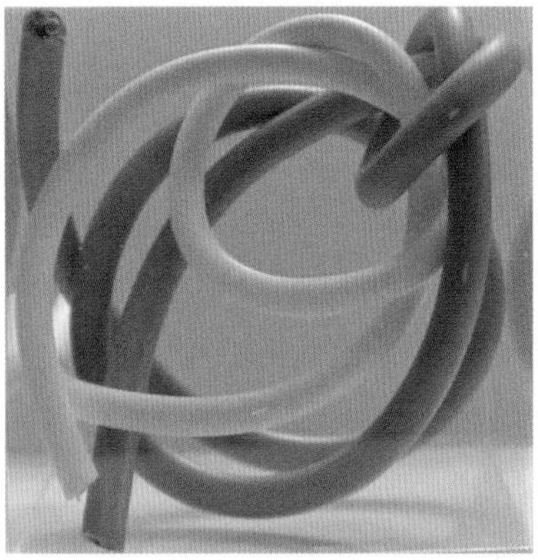

Aufgabe Nr. 14

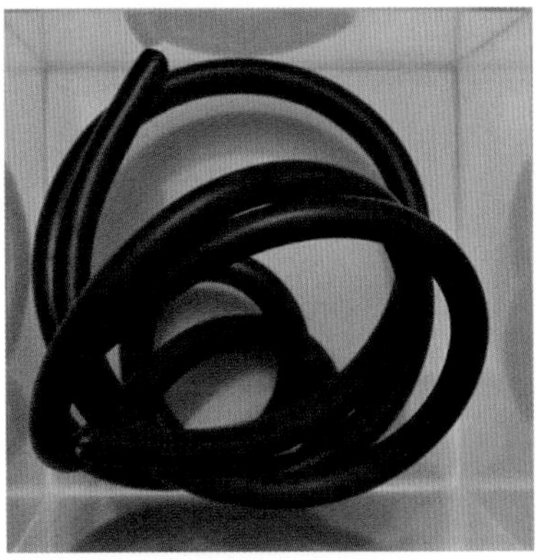

(A) : r
(B) : l
(C) : u
(D) : o
(E) : h

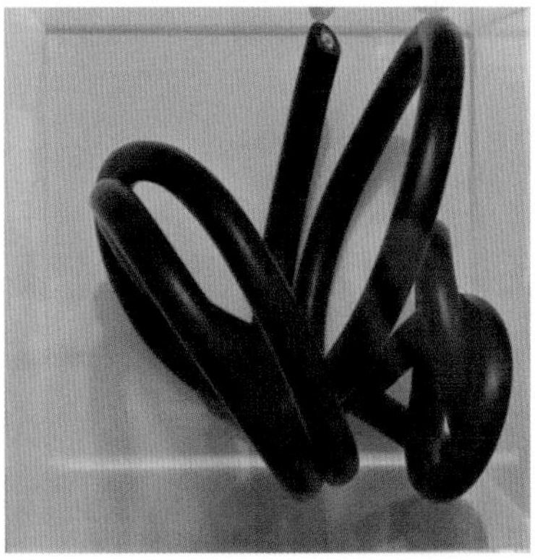

Aufgabe Nr. 15

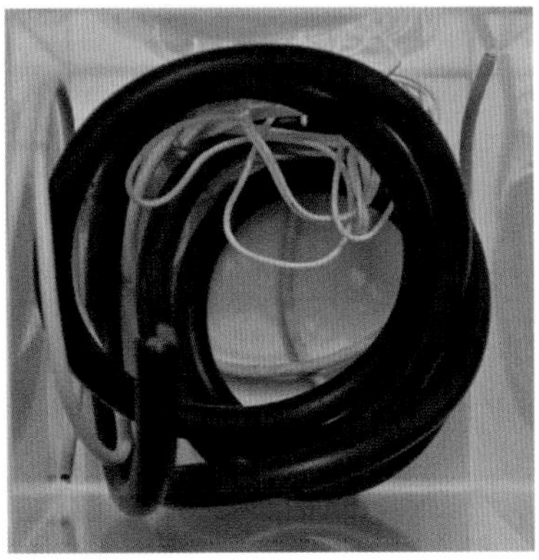

(A) : r
(B) : l
(C) : u
(D) : o
(E) : h

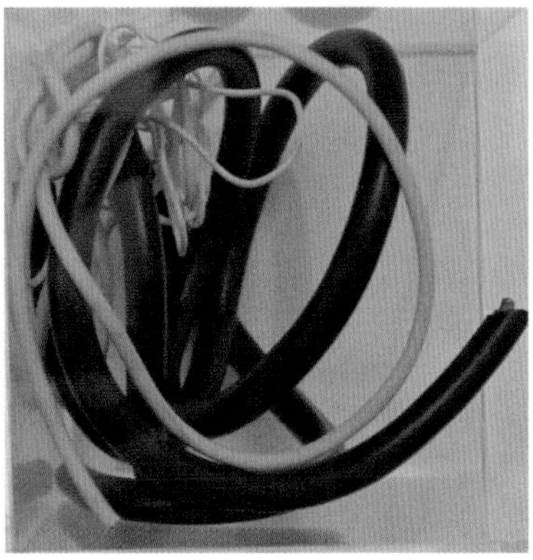

Aufgabe Nr. 16

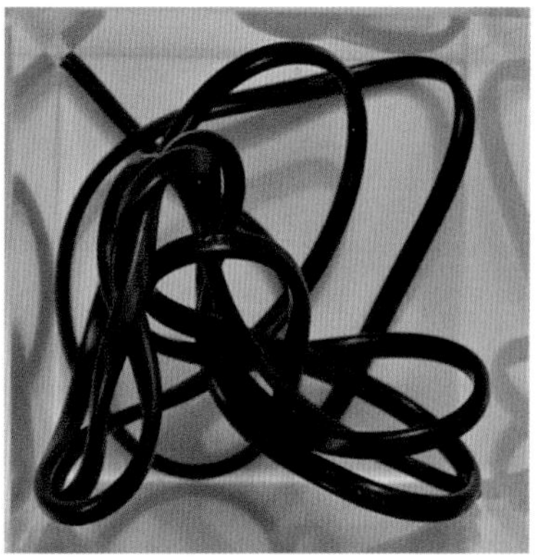

(A) : r
(B) : l
(C) : u
(D) : o
(E) : h

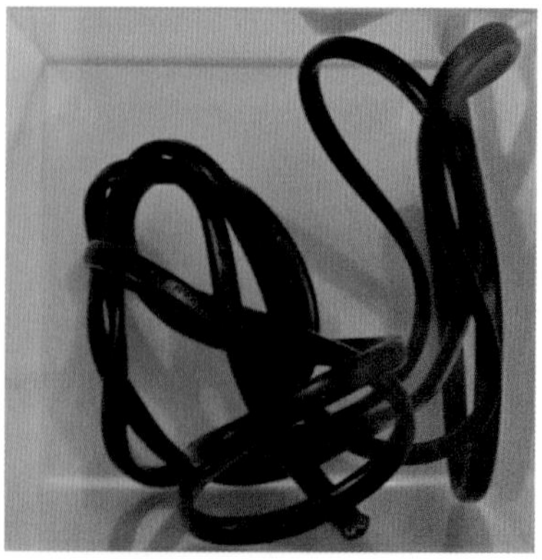

Aufgabe Nr. 17

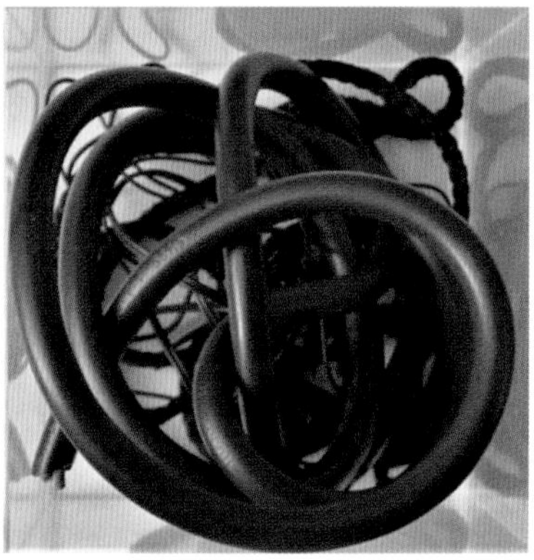

(A) : r
(B) : l
(C) : u
(D) : o
(E) : h

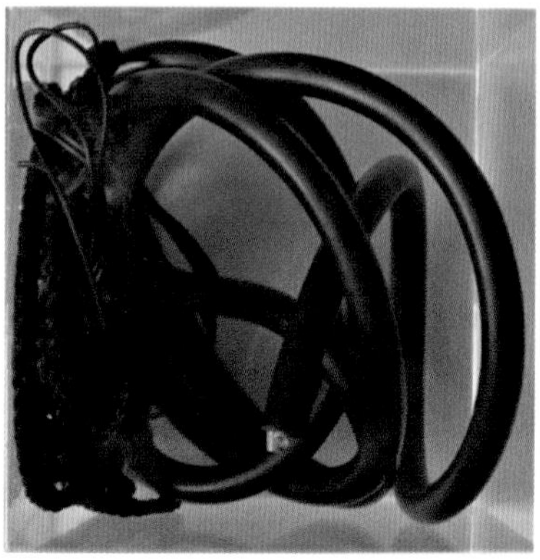

Aufgabe Nr. 18

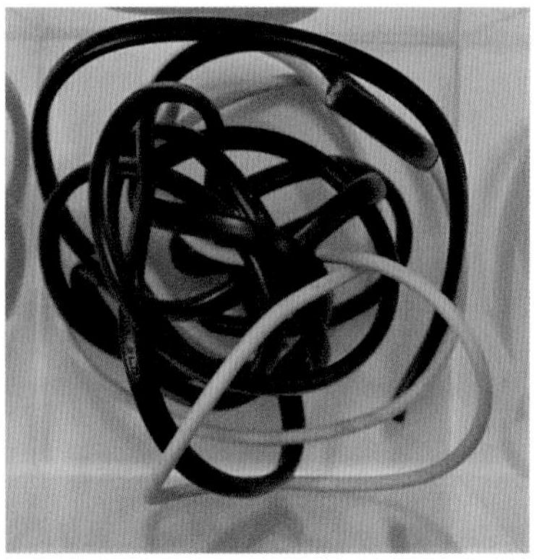

(A) : r
(B) : l
(C) : u
(D) : o
(E) : h

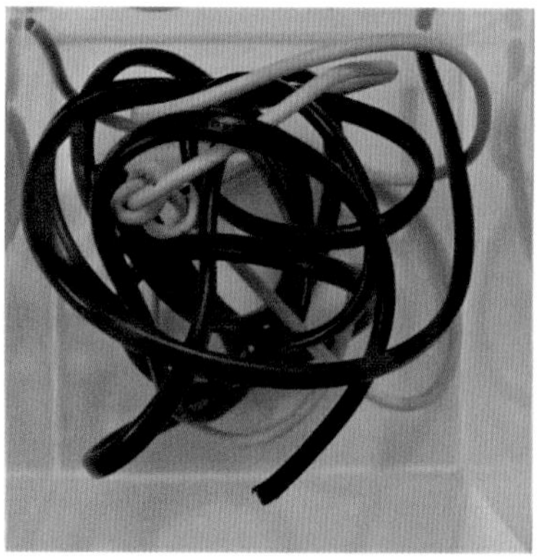

Aufgabe Nr. 19

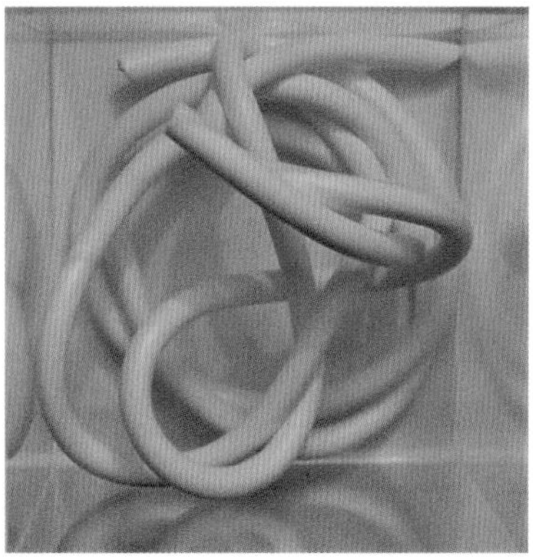

(A) : r
(B) : l
(C) : u
(D) : o
(E) : h

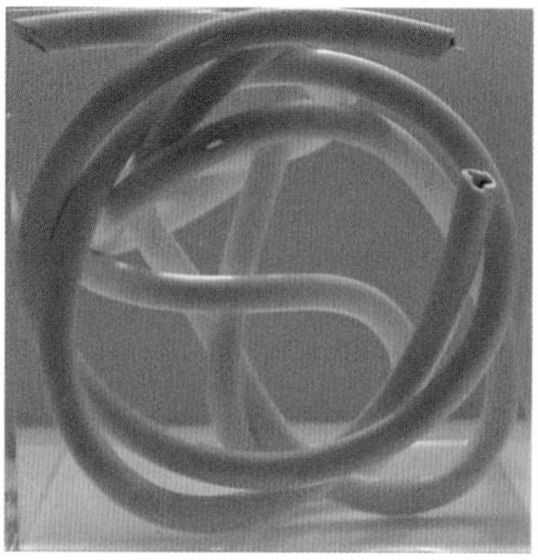

Aufgabe Nr. 20

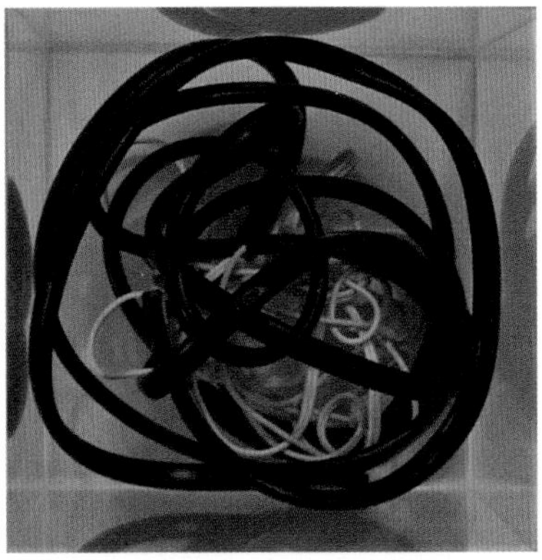

(A) : r
(B) : l
(C) : u
(D) : o
(E) : h

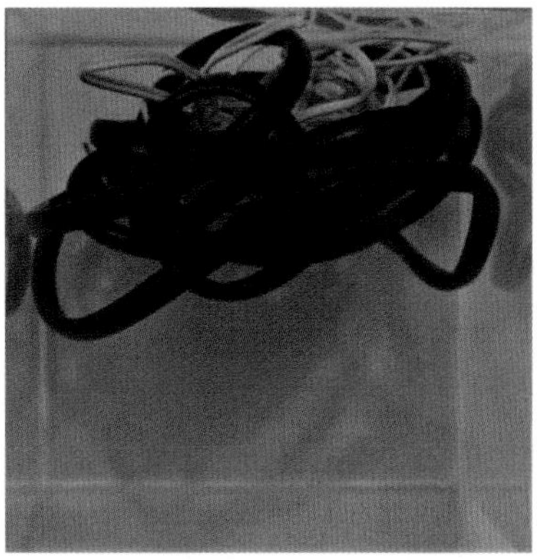

Aufgabe Nr. 21

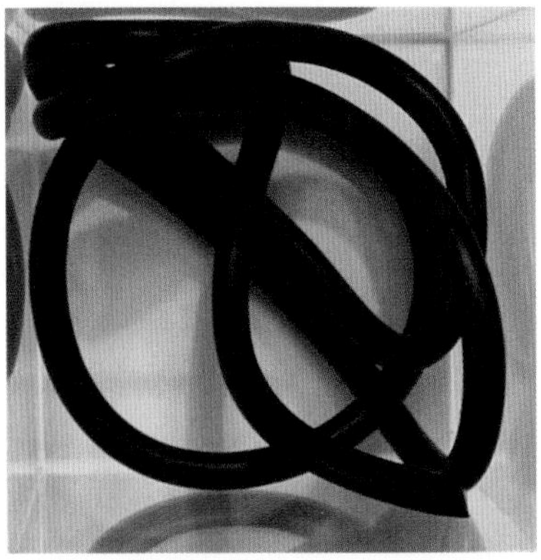

(A) : r
(B) : l
(C) : u
(D) : o
(E) : h

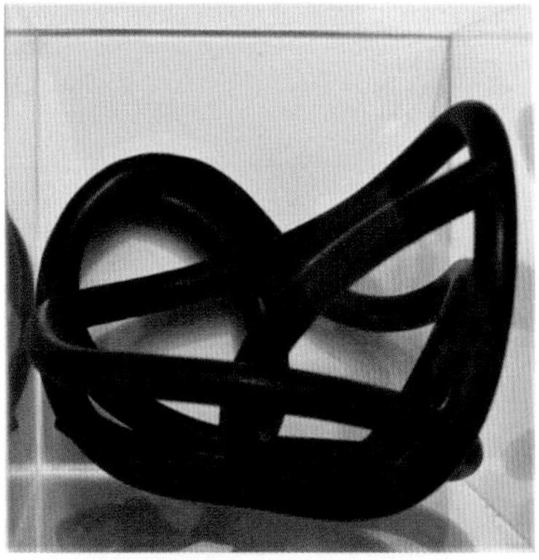

Aufgabe Nr. 22

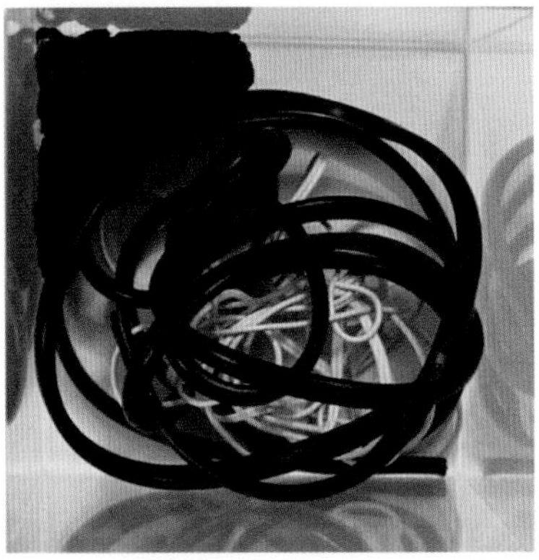

(A) : r
(B) : l
(C) : u
(D) : o
(E) : h

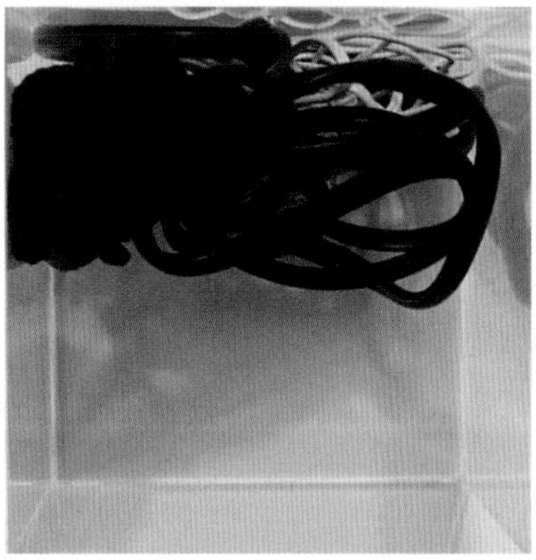

Aufgabe Nr. 23

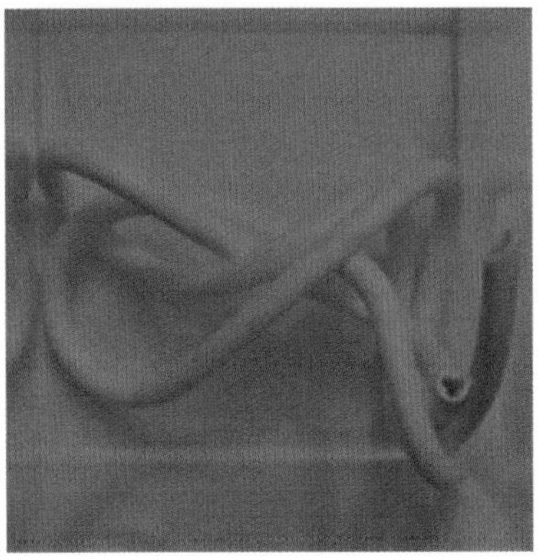

(A) : r
(B) : l
(C) : u
(D) : o
(E) : h

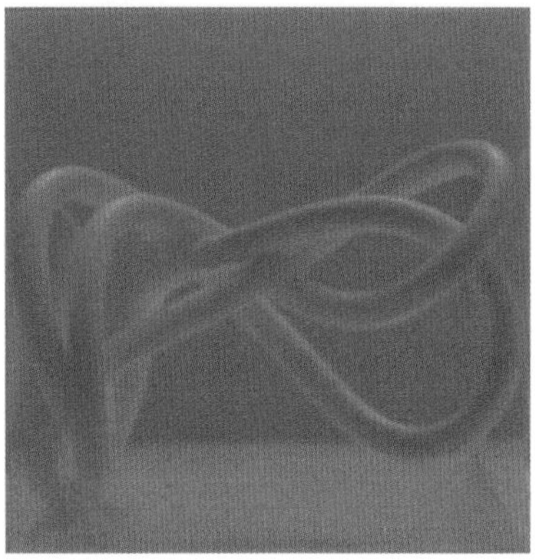

Aufgabe Nr. 24

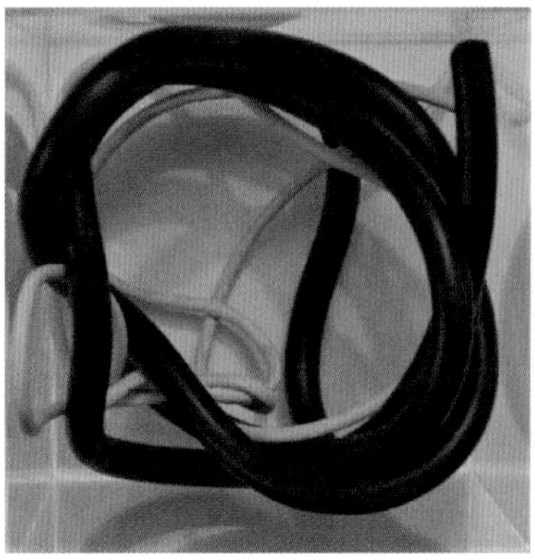

(A) : r
(B) : l
(C) : u
(D) : o
(E) : h

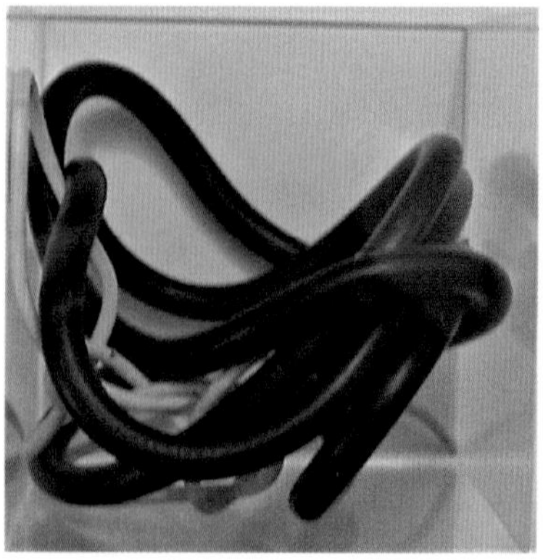

Übungsset 9

Jede Aufgabe besteht aus zwei Abbildungen eines durchsichtigen Würfels samt Inhalt. Die erste Abbildung (links) zeigt den Würfel stets von vorne. Sie sollen herausfinden, aus welcher Perspektive (rechts: r, links: l, unten: u, oben: o, hinten: h) der Würfel im zweiten Bild gezeigt wird. (TMS: 15 Min. für 24 Aufgaben, EMS: 12 Min. für 20 Aufgaben)

Aufgabe Nr. 1

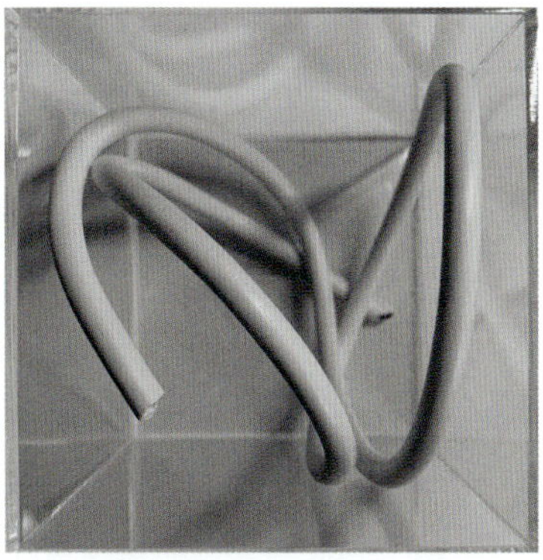

(A) : r
(B) : l
(C) : u
(D) : o
(E) : h

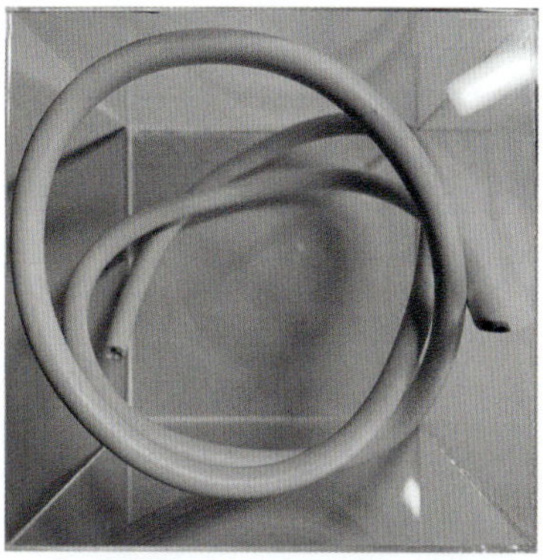

Aufgabe Nr. 2

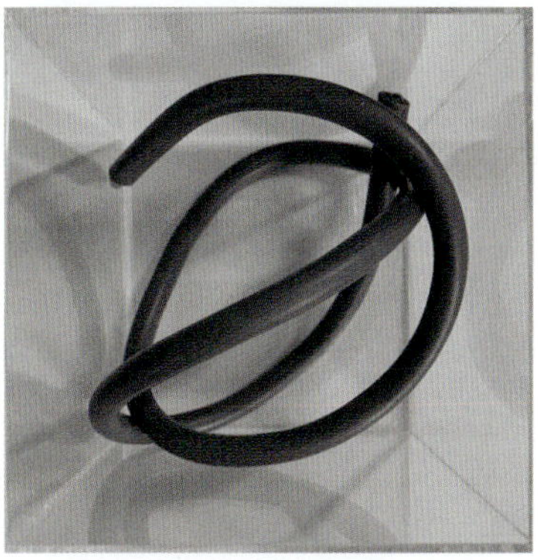

(A) : r
(B) : l
(C) : u
(D) : o
(E) : h

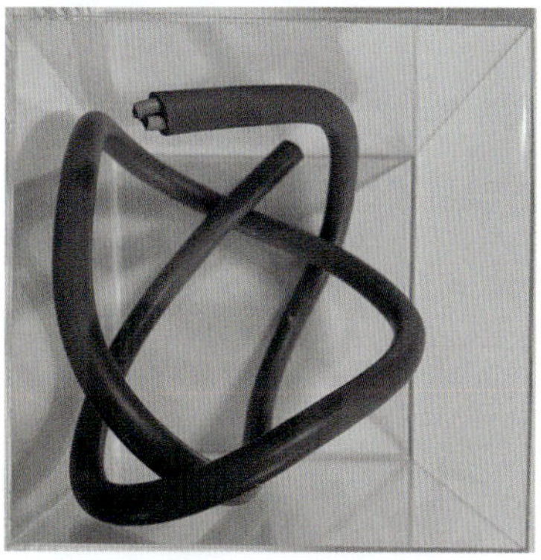

Aufgabe Nr. 3

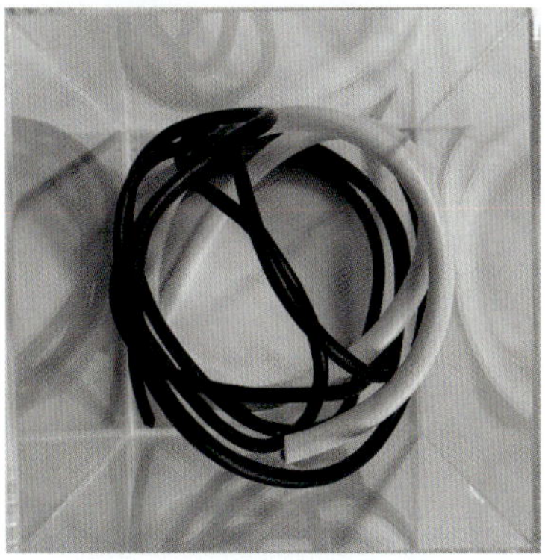

(A) : r
(B) : l
(C) : u
(D) : o
(E) : h

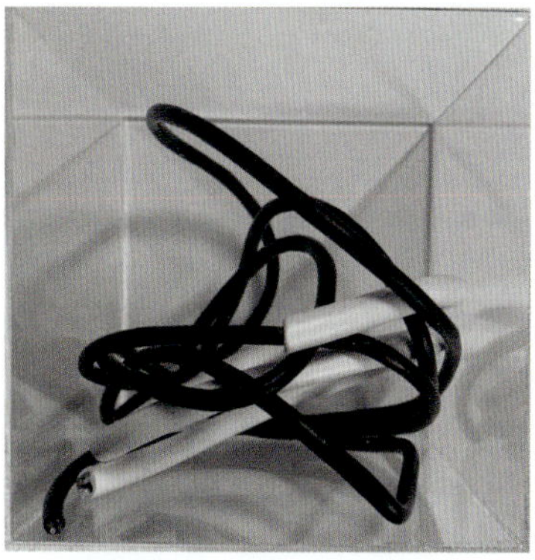

Aufgabe Nr. 4

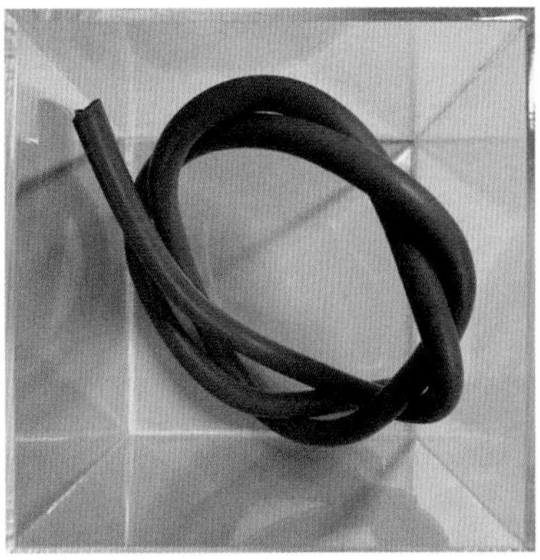

(A) : r
(B) : l
(C) : u
(D) : o
(E) : h

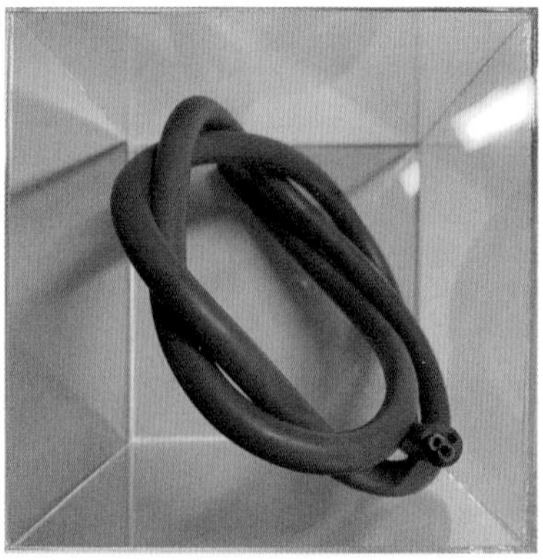

Aufgabe Nr. 5

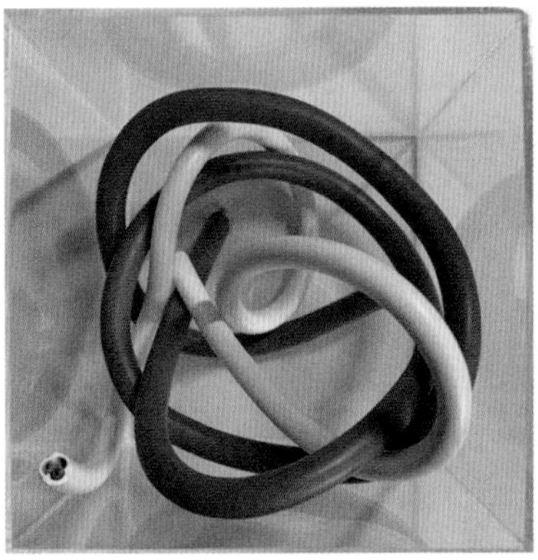

(A) : r
(B) : l
(C) : u
(D) : o
(E) : h

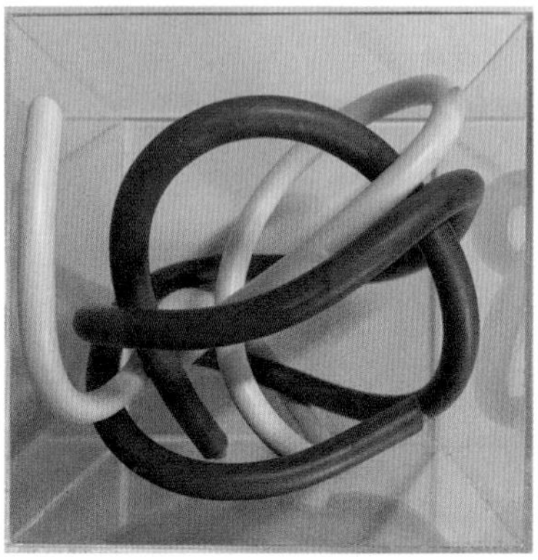

Aufgabe Nr. 6

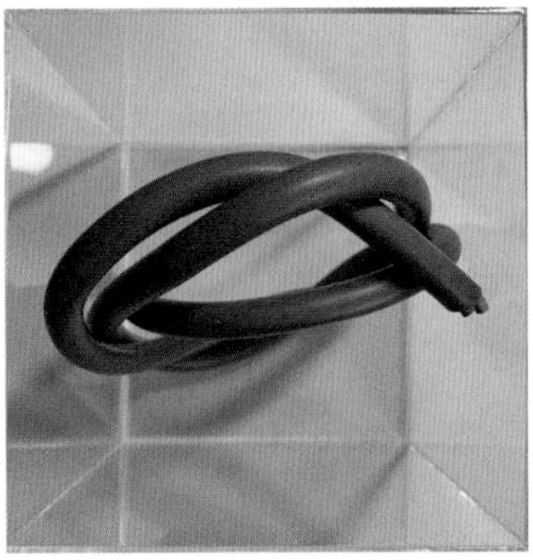

(A) : r
(B) : l
(C) : u
(D) : o
(E) : h

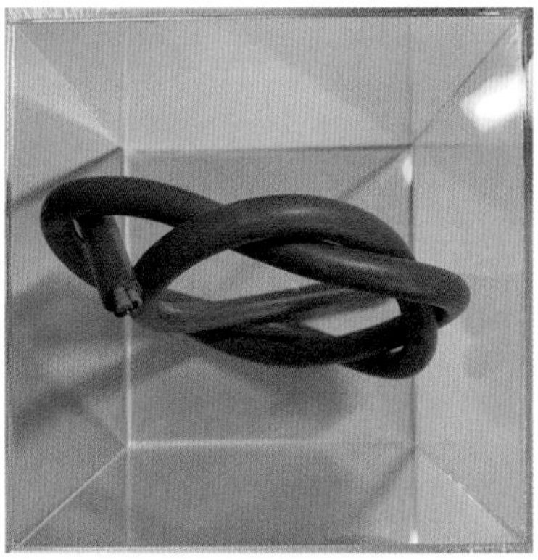

Aufgabe Nr. 7

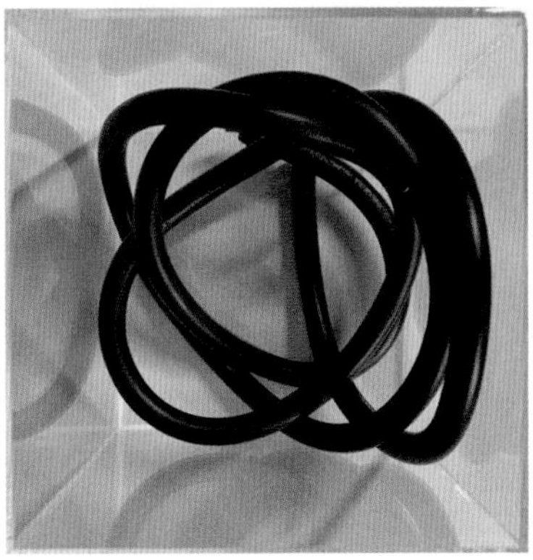

(A) : r
(B) : l
(C) : u
(D) : o
(E) : h

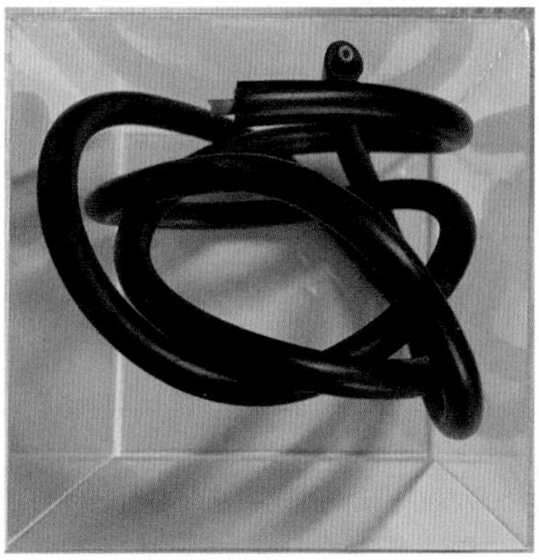

Aufgabe Nr. 8

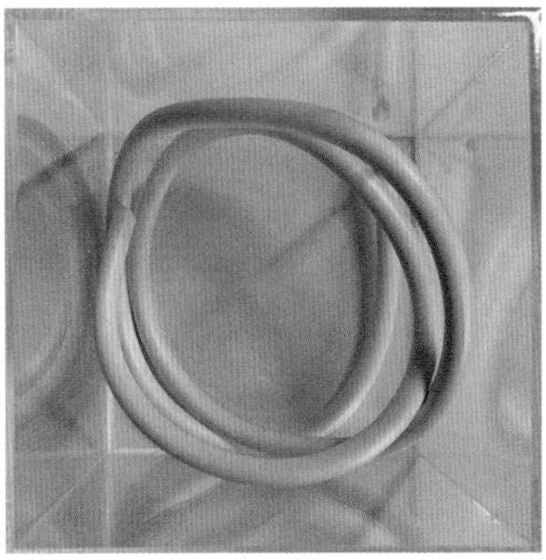

(A) : r
(B) : l
(C) : u
(D) : o
(E) : h

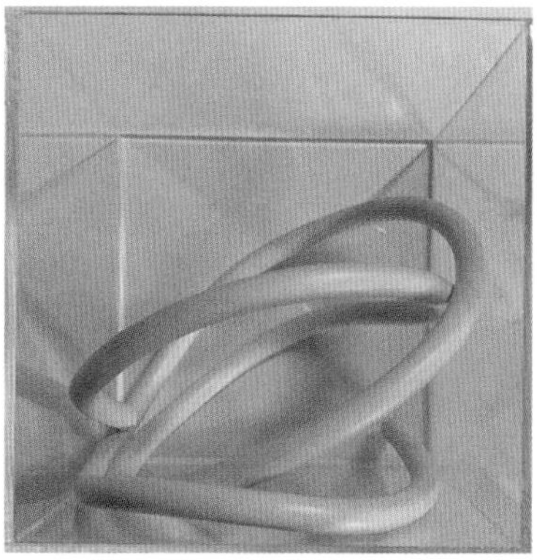

Aufgabe Nr. 9

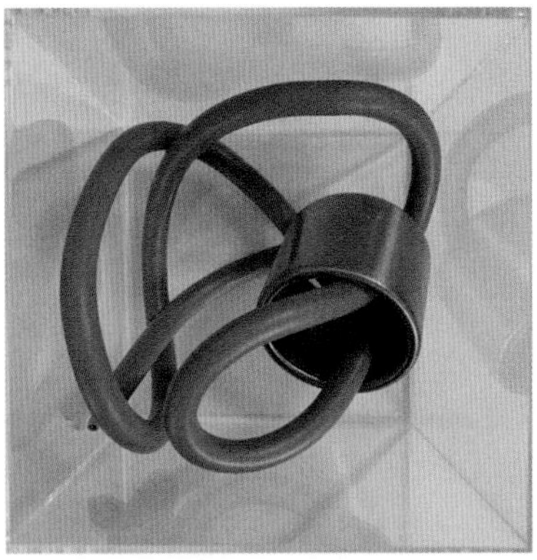

(A) : r
(B) : l
(C) : u
(D) : o
(E) : h

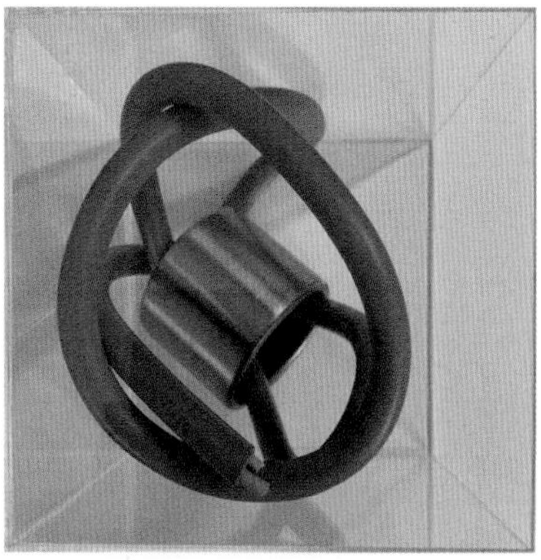

Aufgabe Nr. 10

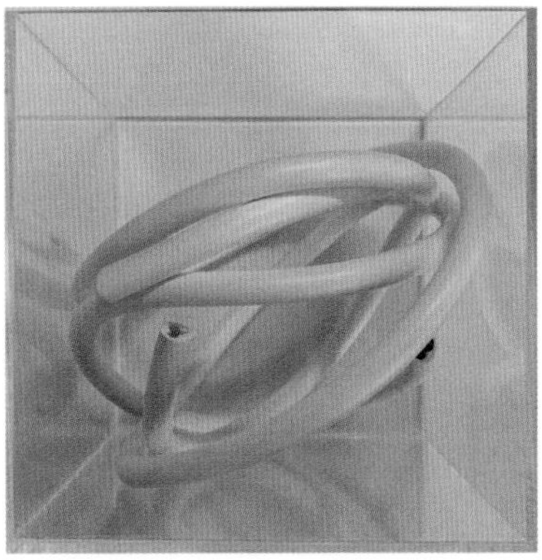

(A) : r
(B) : l
(C) : u
(D) : o
(E) : h

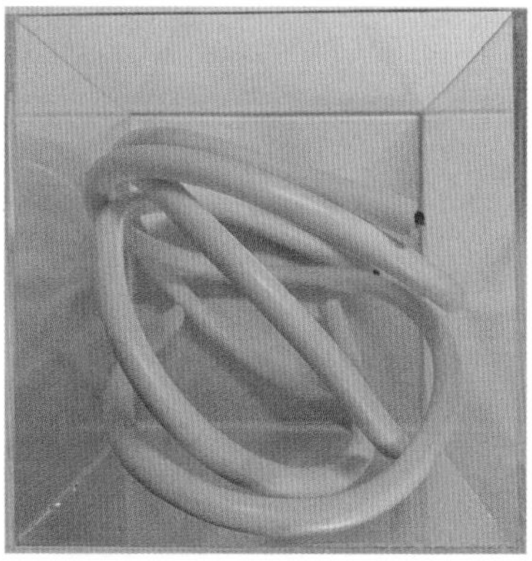

Aufgabe Nr. 11

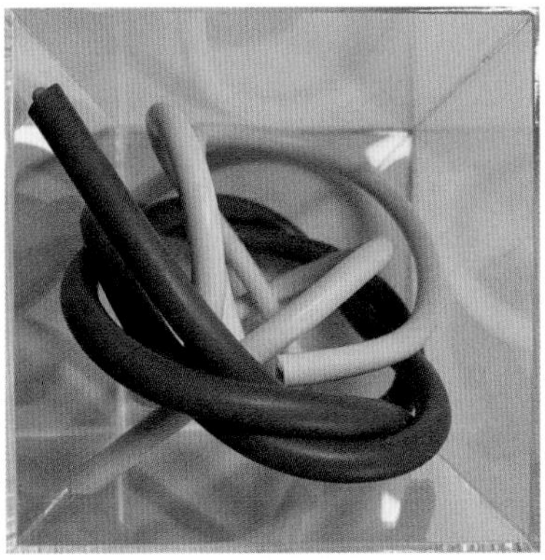

(A) : r
(B) : l
(C) : u
(D) : o
(E) : h

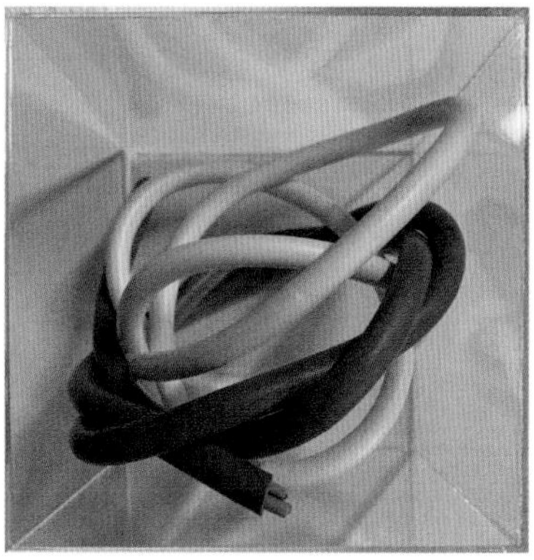

Aufgabe Nr. 12

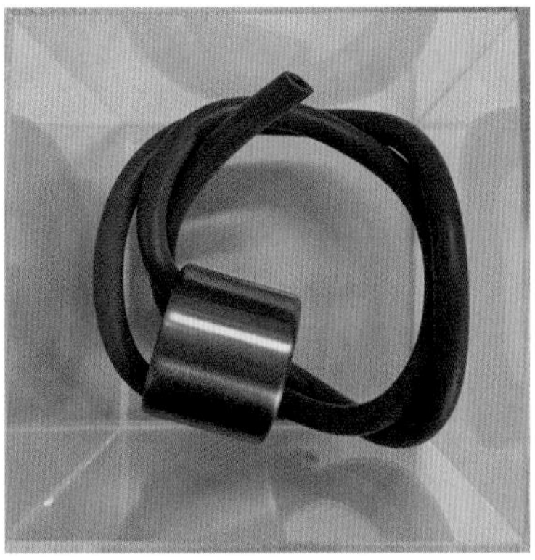

(A) : r
(B) : l
(C) : u
(D) : o
(E) : h

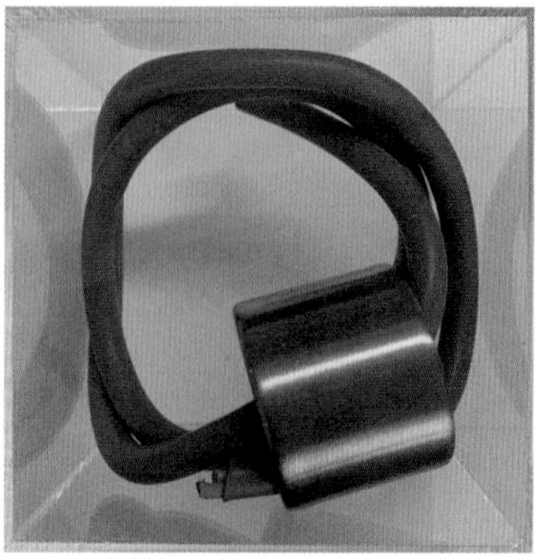

Aufgabe Nr. 13

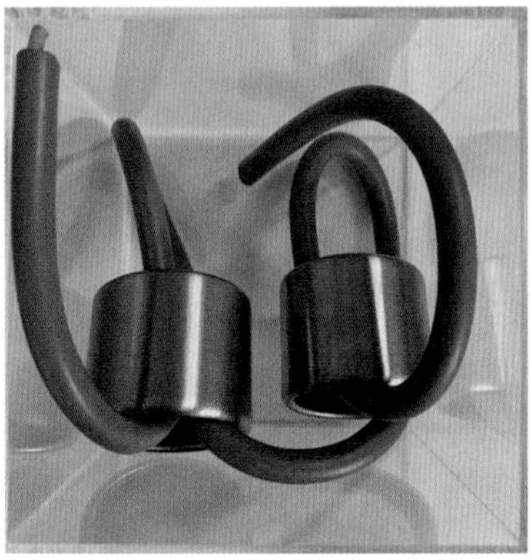

(A) : r
(B) : l
(C) : u
(D) : o
(E) : h

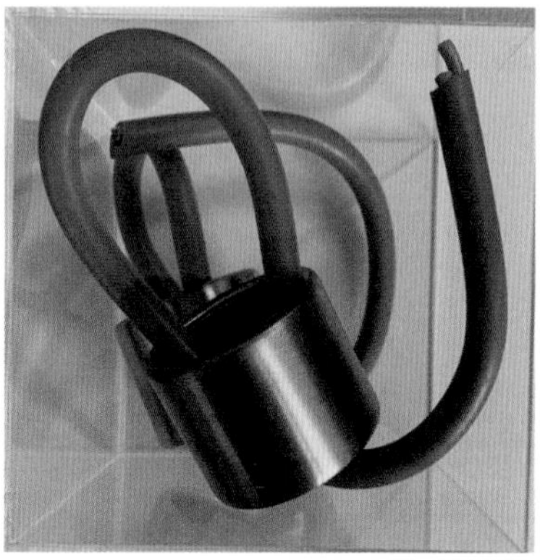

Aufgabe Nr. 14

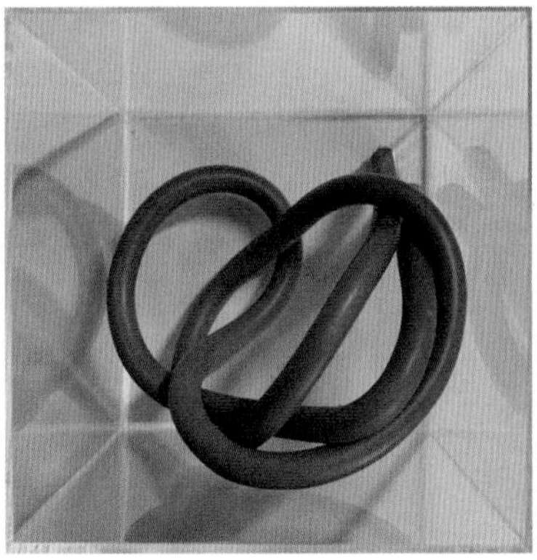

(A) : r
(B) : l
(C) : u
(D) : o
(E) : h

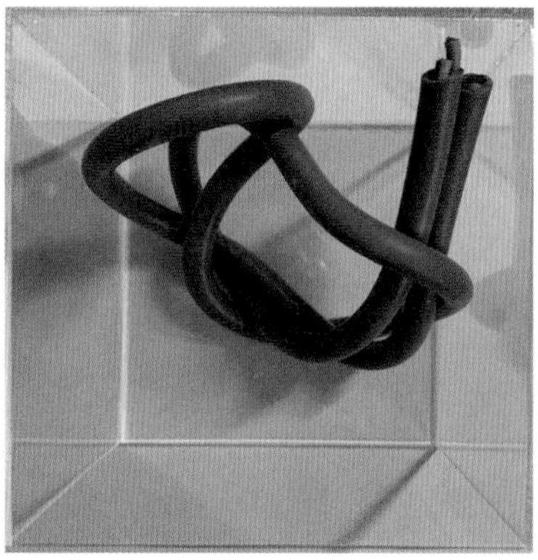

Aufgabe Nr. 15

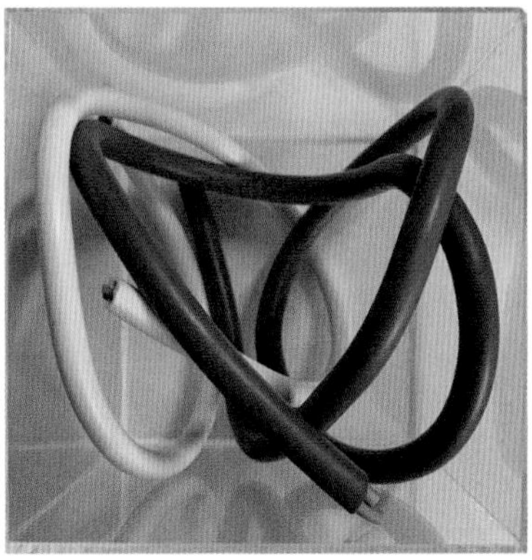

(A) : r
(B) : l
(C) : u
(D) : o
(E) : h

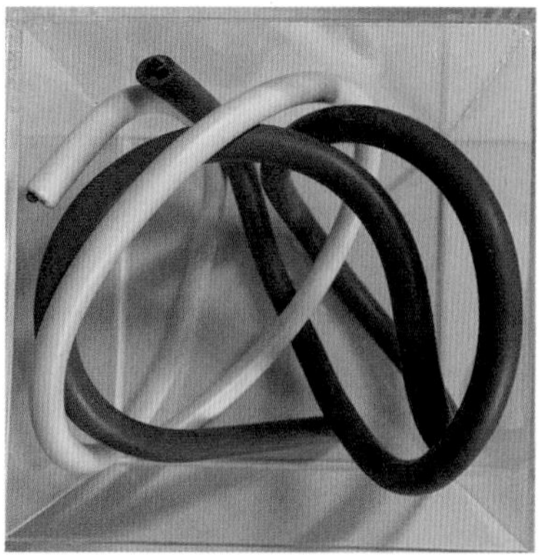

Aufgabe Nr. 16

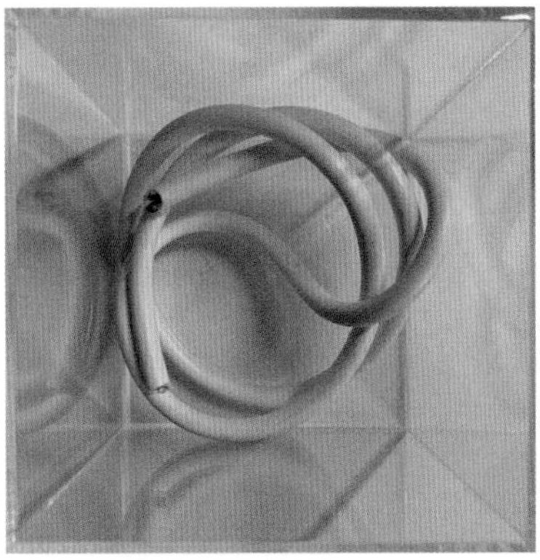

(A) : r
(B) : l
(C) : u
(D) : o
(E) : h

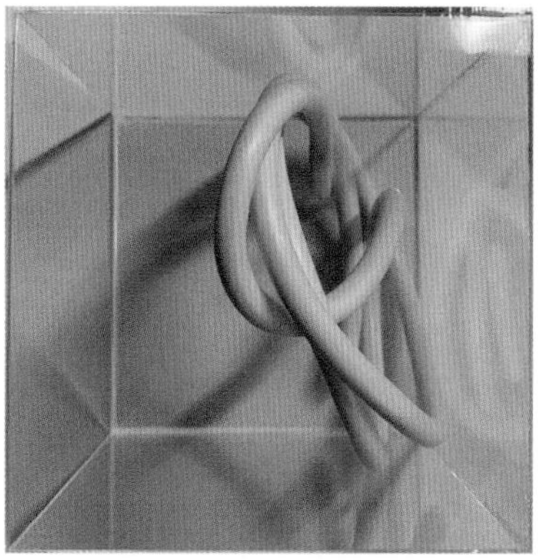

Aufgabe Nr. 17

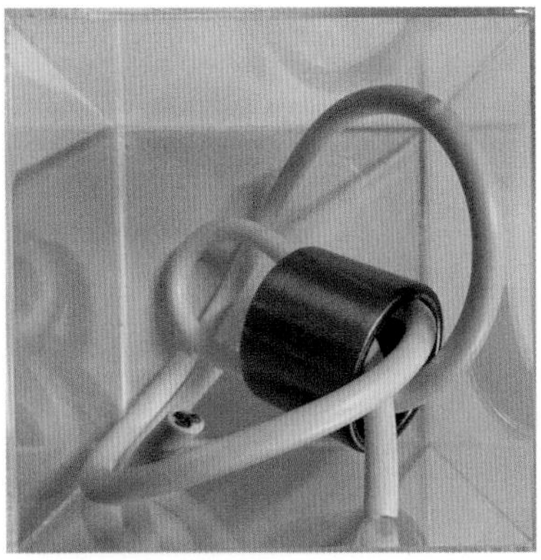

(A) : r
(B) : l
(C) : u
(D) : o
(E) : h

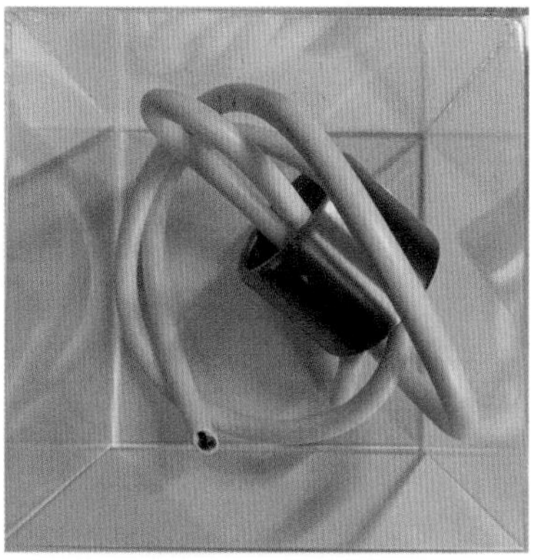

Aufgabe Nr. 18

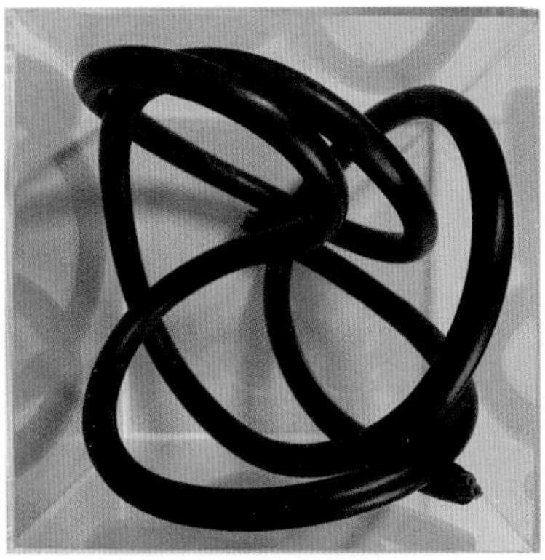

(A) : r
(B) : l
(C) : u
(D) : o
(E) : h

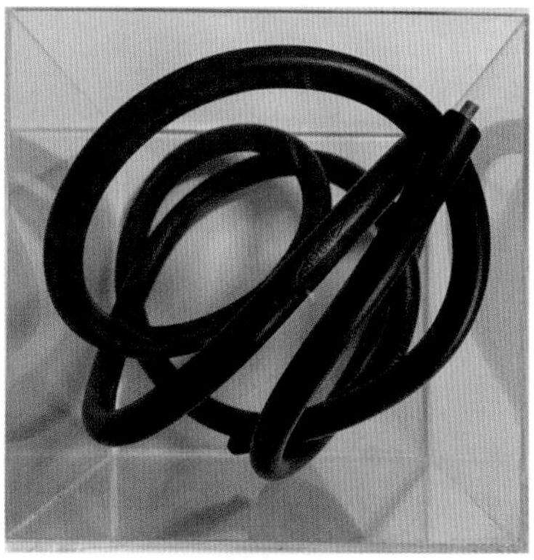

Aufgabe Nr. 19

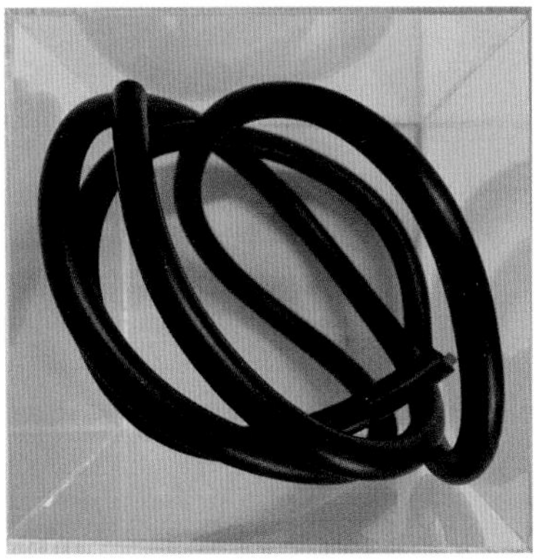

(A) : r
(B) : l
(C) : u
(D) : o
(E) : h

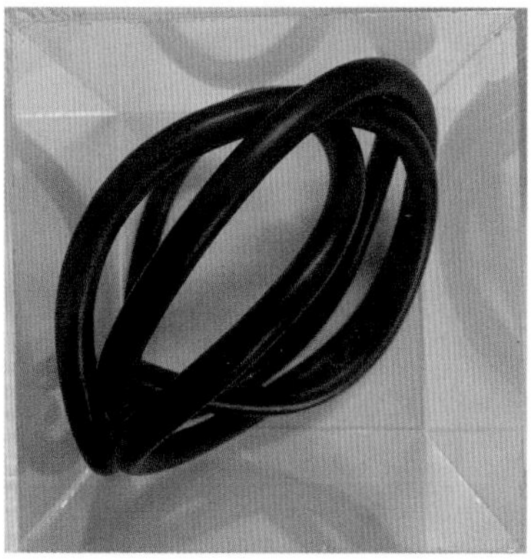

Aufgabe Nr. 20

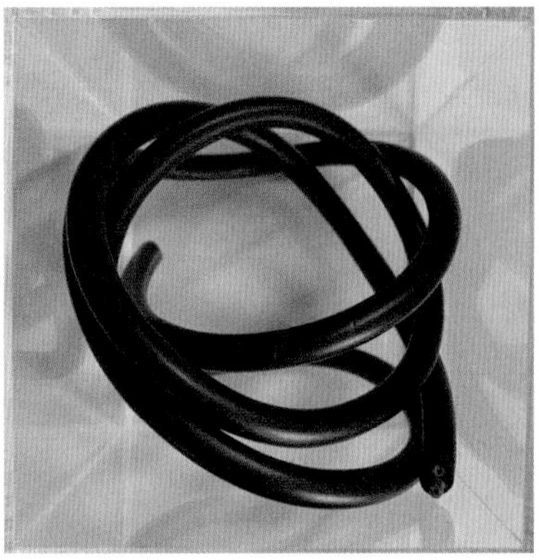

(A) : r
(B) : l
(C) : u
(D) : o
(E) : h

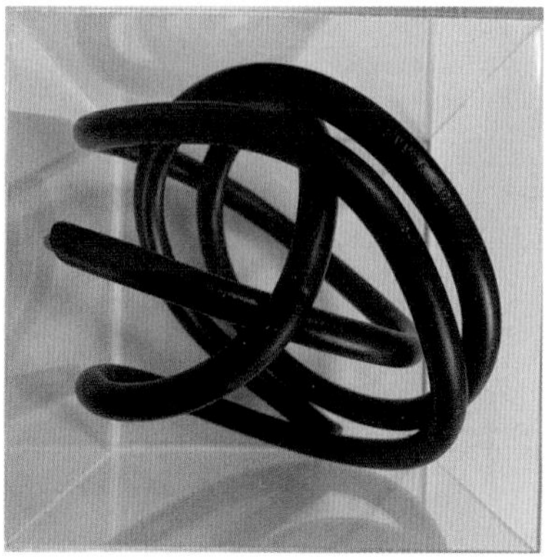

Aufgabe Nr. 21

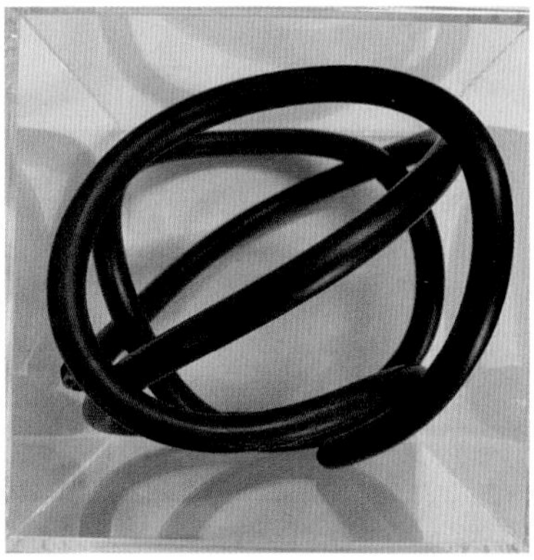

(A) : r
(B) : l
(C) : u
(D) : o
(E) : h

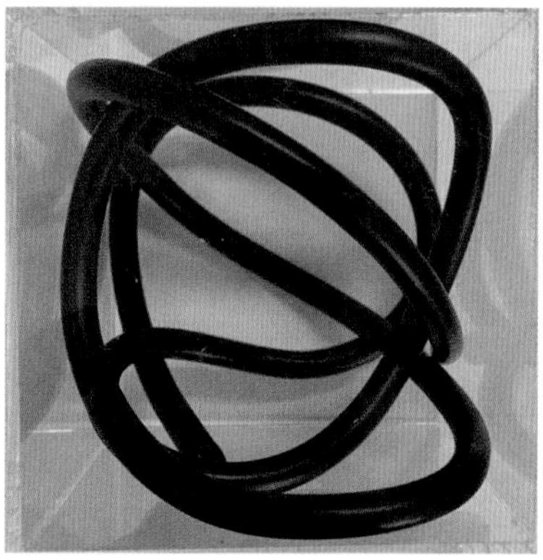

Aufgabe Nr. 22

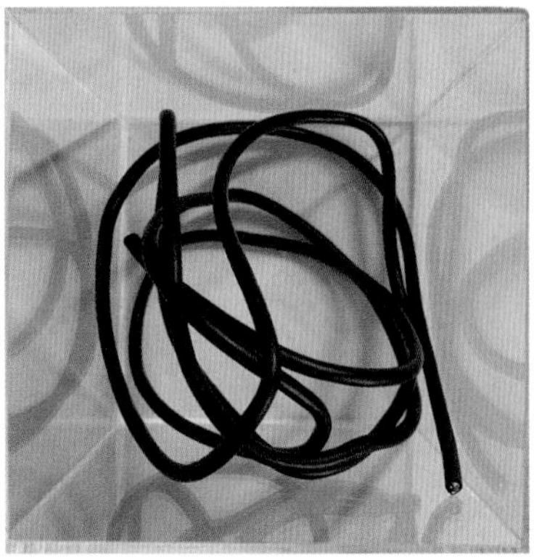

(A) : r
(B) : l
(C) : u
(D) : o
(E) : h

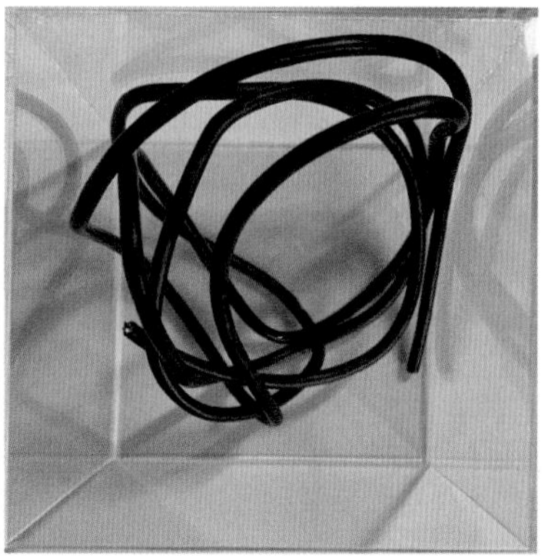

Aufgabe Nr. 23

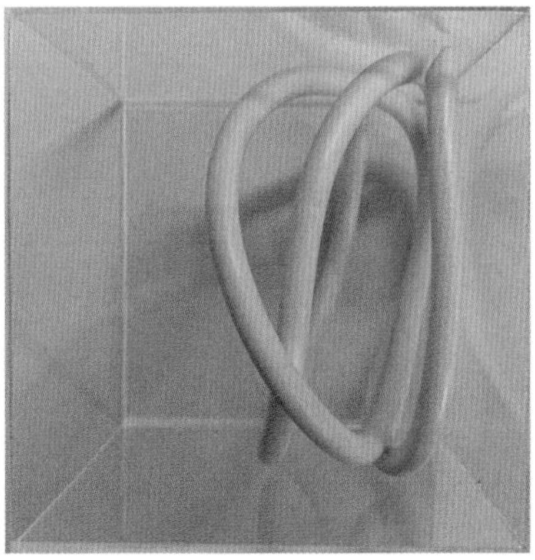

(A) : r
(B) : l
(C) : u
(D) : o
(E) : h

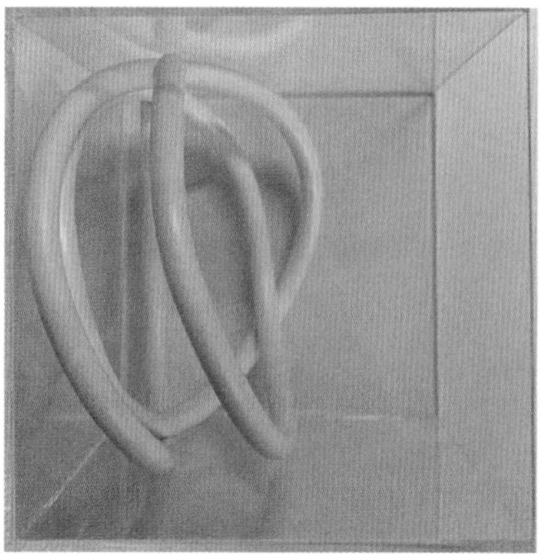

Aufgabe Nr. 24

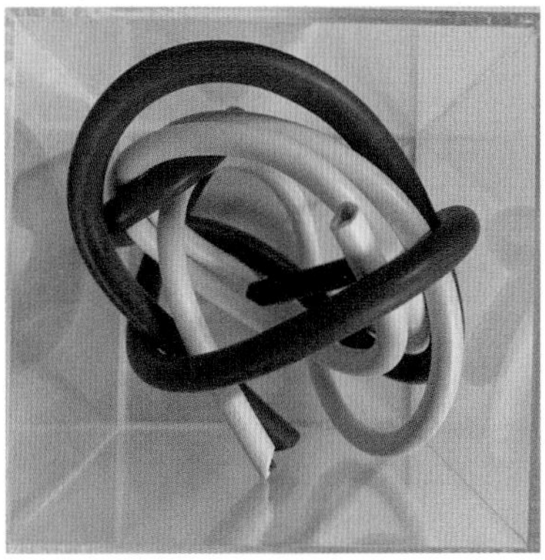

(A) : r
(B) : l
(C) : u
(D) : o
(E) : h

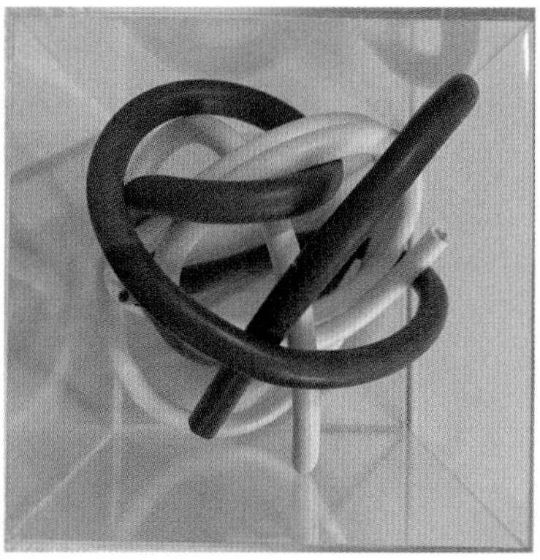

Übungsset 10

Jede Aufgabe besteht aus zwei Abbildungen eines durchsichtigen Würfels samt Inhalt. Die erste Abbildung (links) zeigt den Würfel stets von vorne. Sie sollen herausfinden, aus welcher Perspektive (rechts: r, links: l, unten: u, oben: o, hinten: h) der Würfel im zweiten Bild gezeigt wird. (TMS: 15 Min. für 24 Aufgaben, EMS: 12 Min. für 20 Aufgaben)

Aufgabe Nr. 1

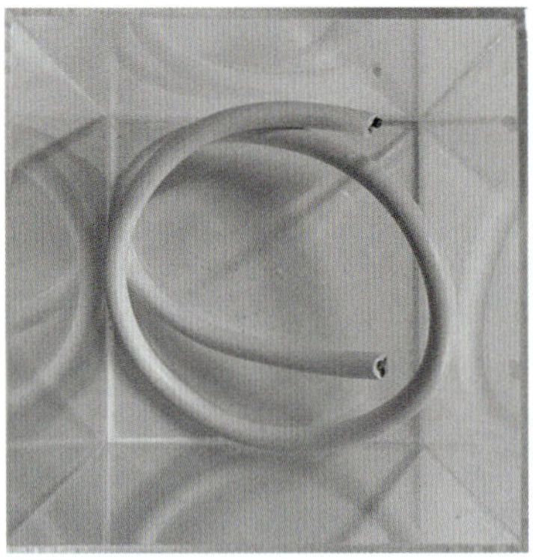

(A) : r
(B) : l
(C) : u
(D) : o
(E) : h

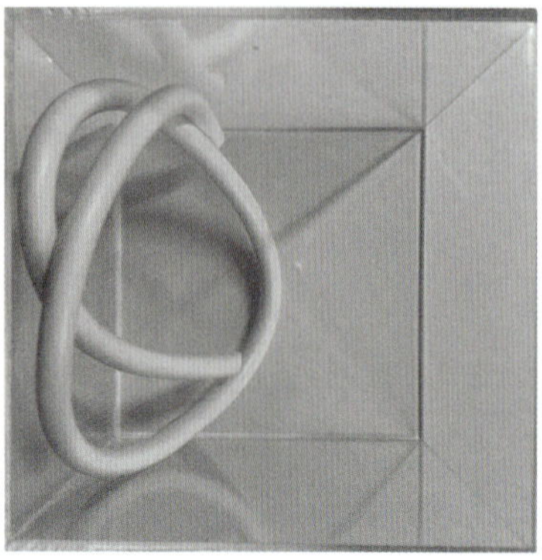

Aufgabe Nr. 2

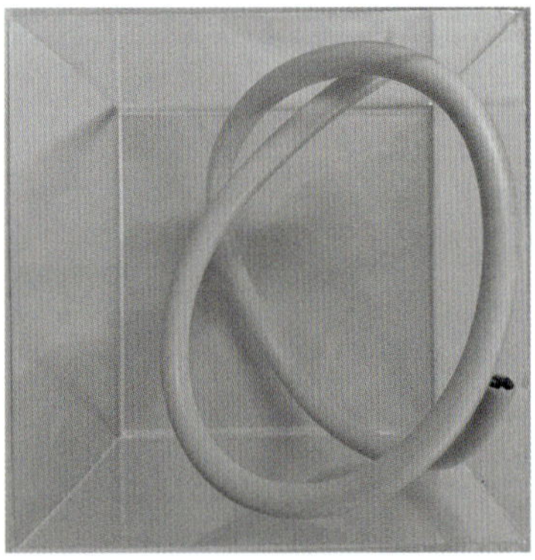

(A) : r
(B) : l
(C) : u
(D) : o
(E) : h

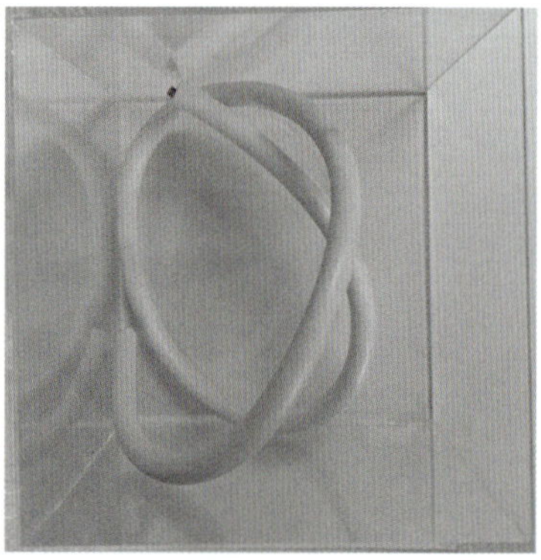

Aufgabe Nr. 3

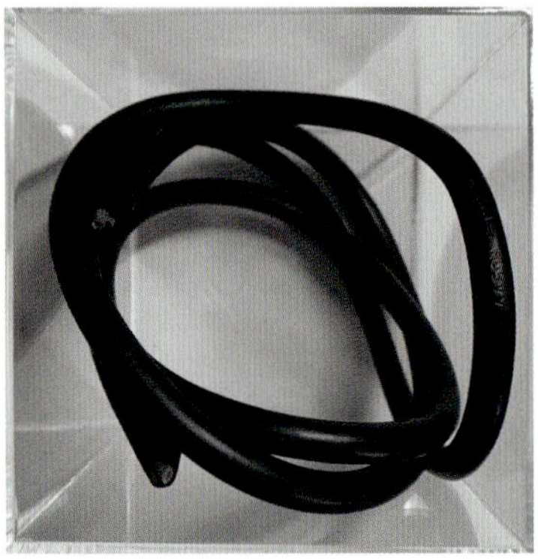

(A) : r
(B) : l
(C) : u
(D) : o
(E) : h

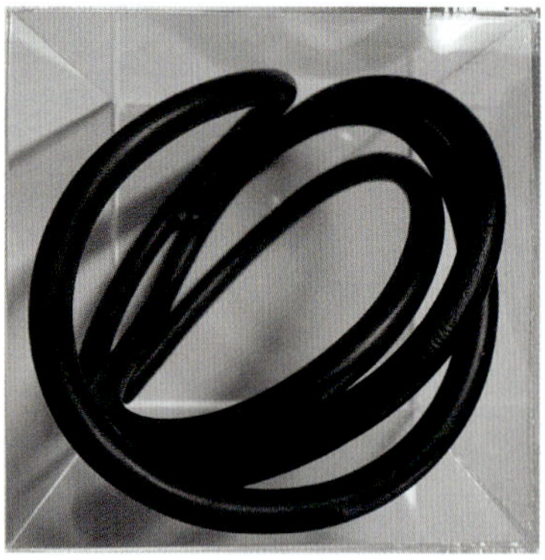

Aufgabe Nr. 4

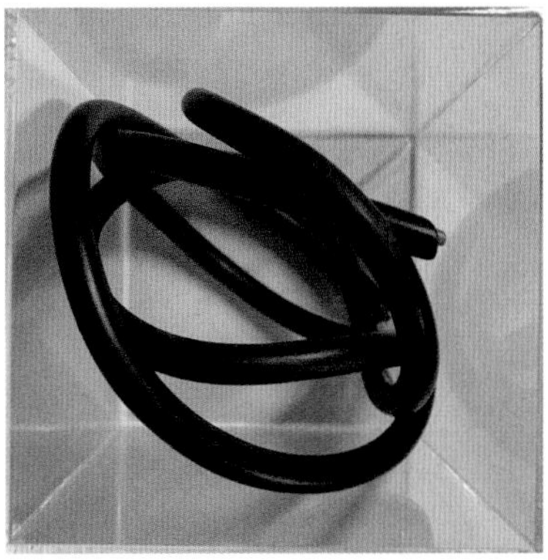

(A) : r
(B) : l
(C) : u
(D) : o
(E) : h

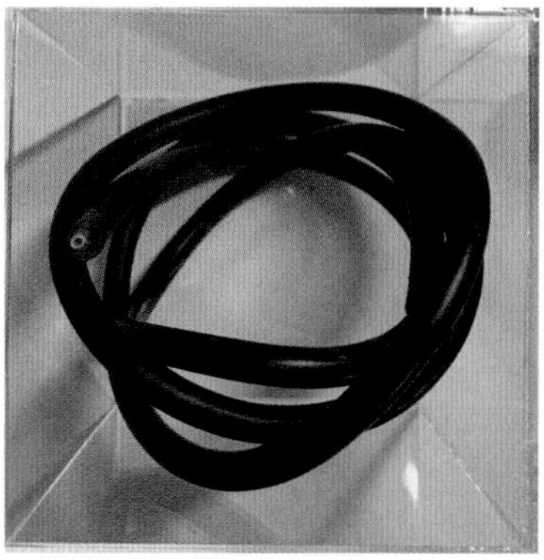

Aufgabe Nr. 5

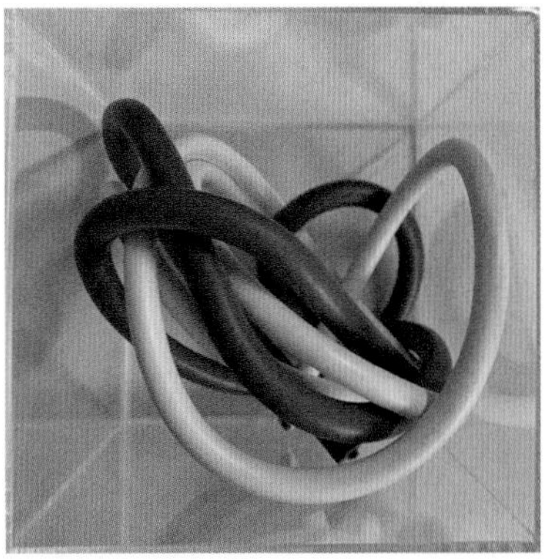

(A) : r
(B) : l
(C) : u
(D) : o
(E) : h

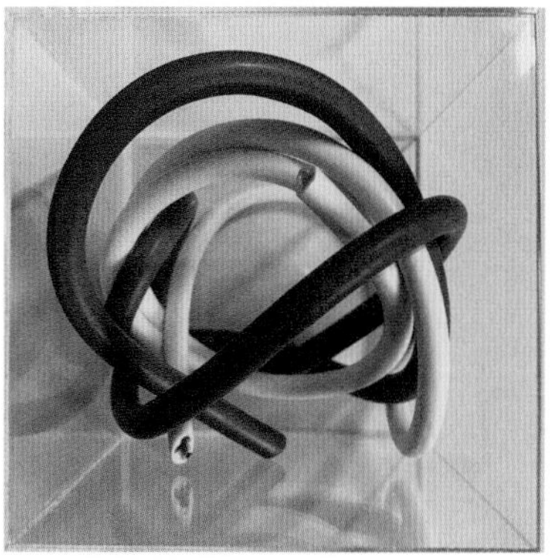

Aufgabe Nr. 6

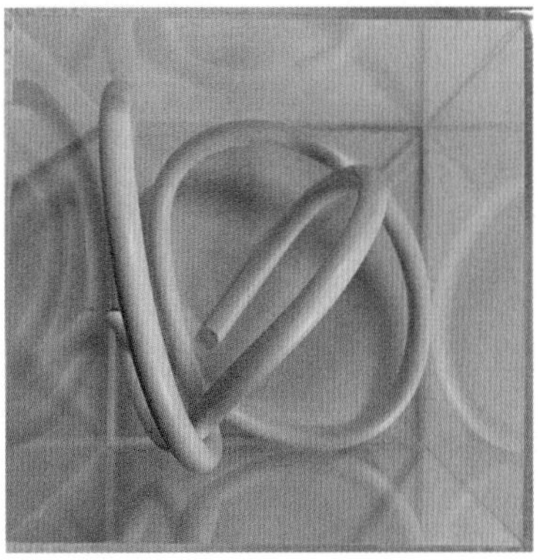

(A) : r
(B) : l
(C) : u
(D) : o
(E) : h

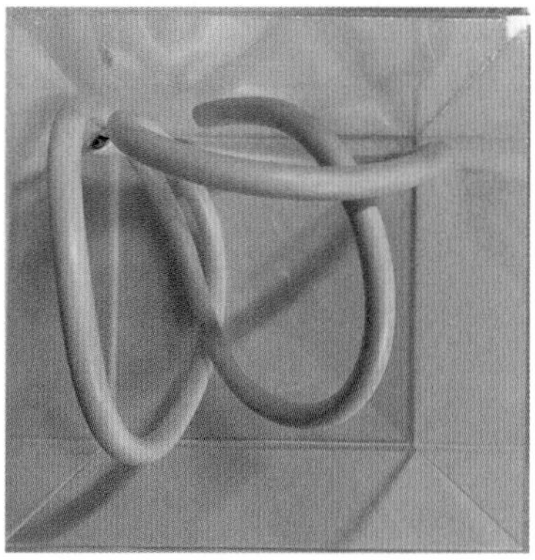

Aufgabe Nr. 7

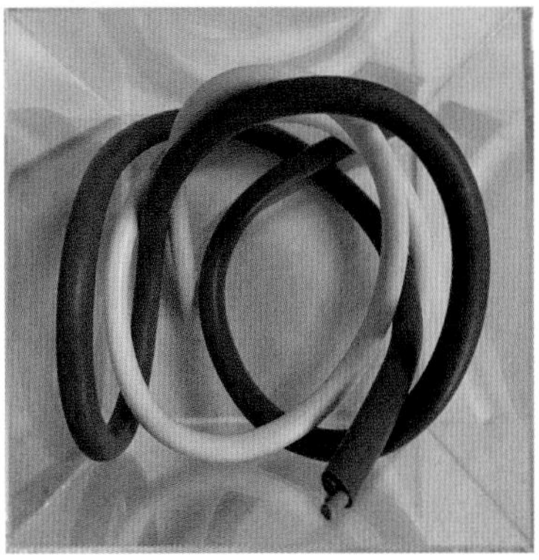

(A) : r
(B) : l
(C) : u
(D) : o
(E) : h

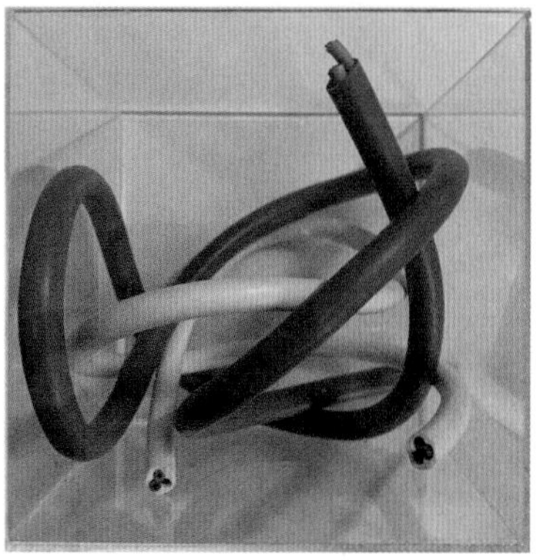

Aufgabe Nr. 8

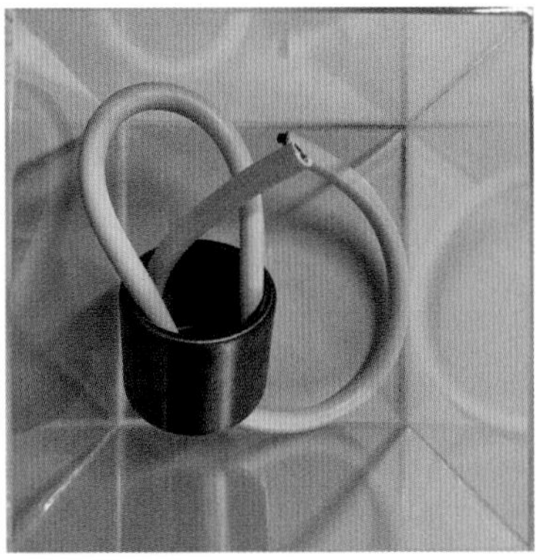

(A) : r
(B) : l
(C) : u
(D) : o
(E) : h

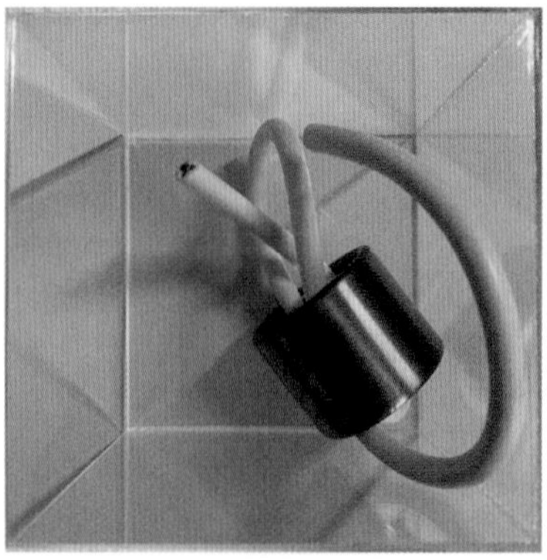

Aufgabe Nr. 9

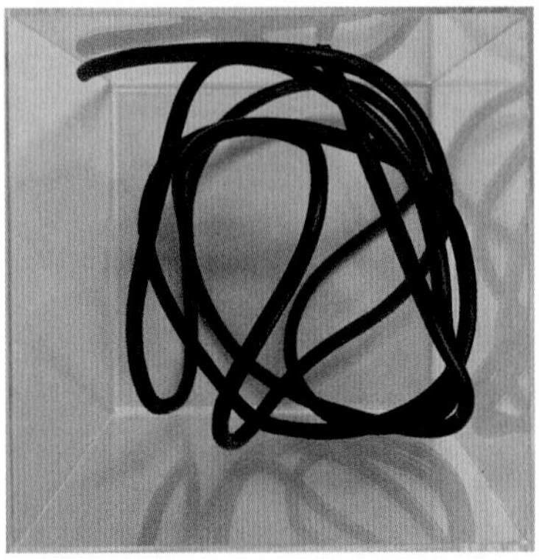

(A) : r
(B) : l
(C) : u
(D) : o
(E) : h

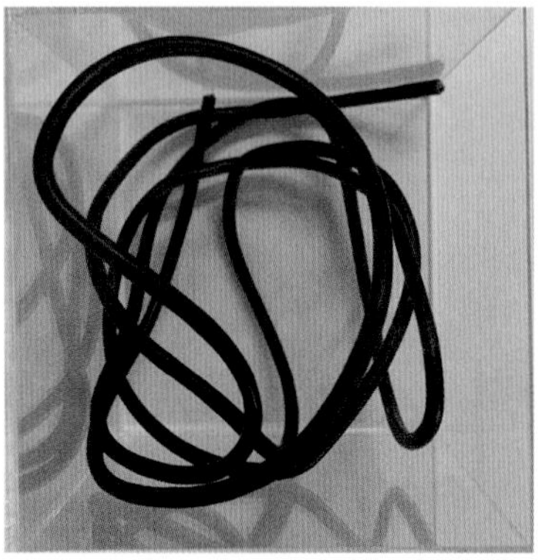

Aufgabe Nr. 10

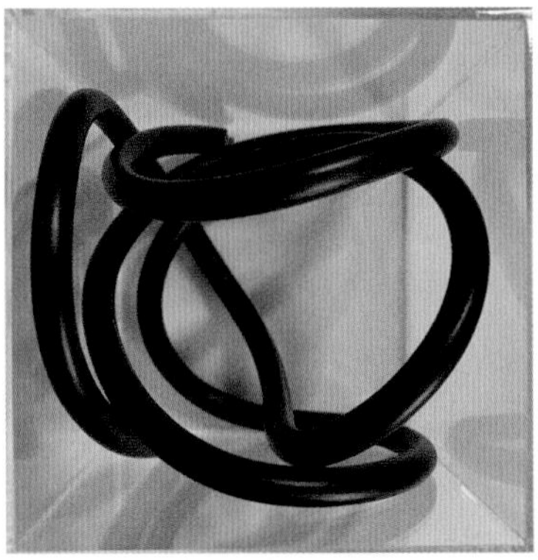

(A) : r
(B) : l
(C) : u
(D) : o
(E) : h

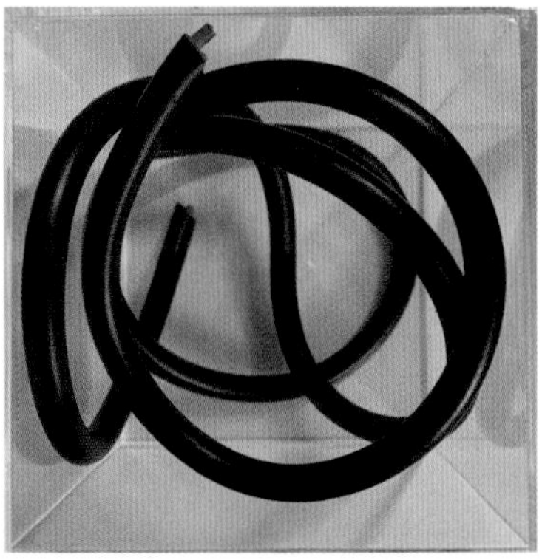

Aufgabe Nr. 11

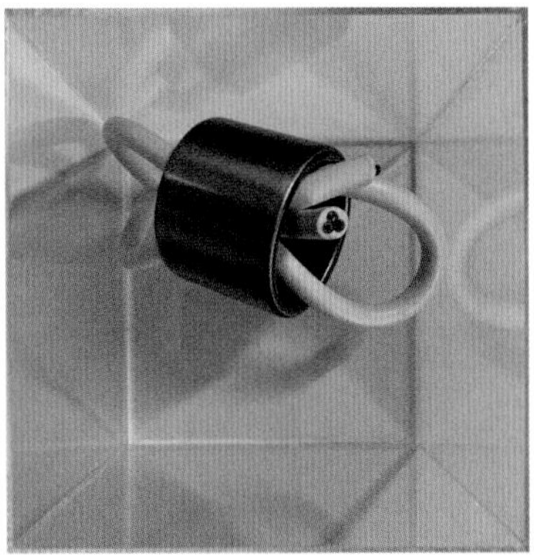

(A) : r
(B) : l
(C) : u
(D) : o
(E) : h

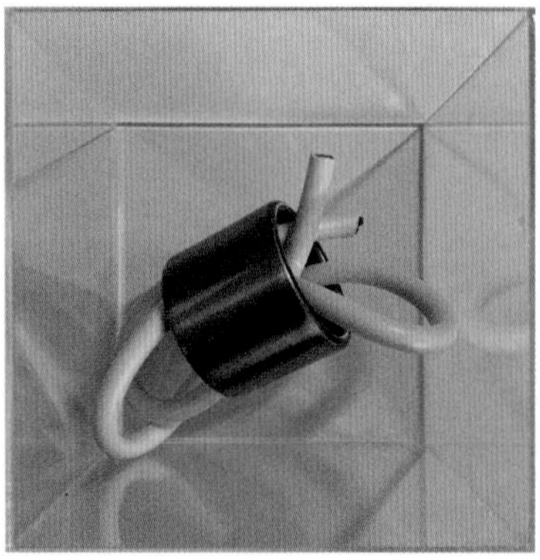

Aufgabe Nr. 12

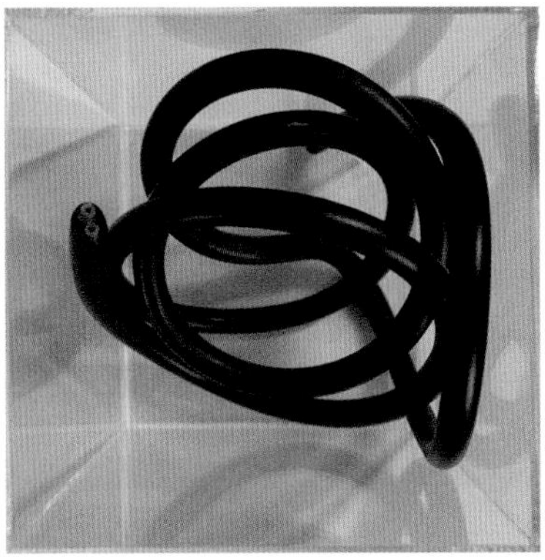

(A) : r
(B) : l
(C) : u
(D) : o
(E) : h

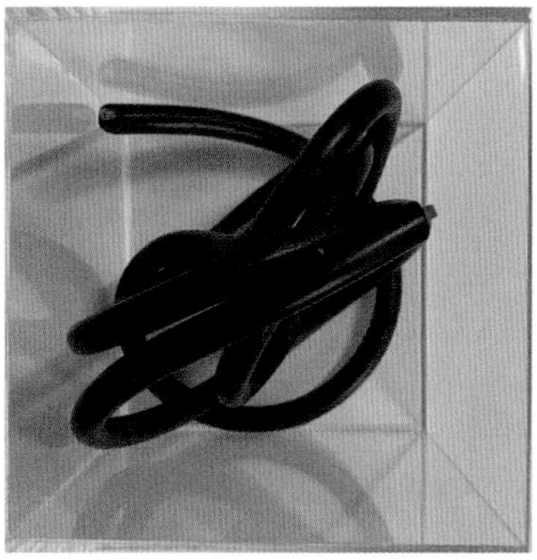

Aufgabe Nr. 13

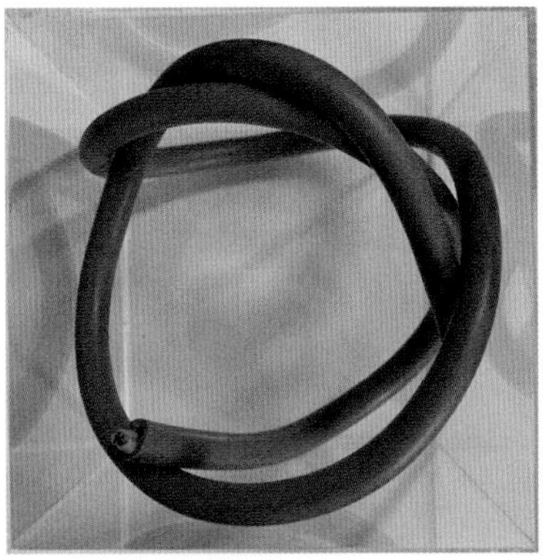

(A) : r
(B) : l
(C) : u
(D) : o
(E) : h

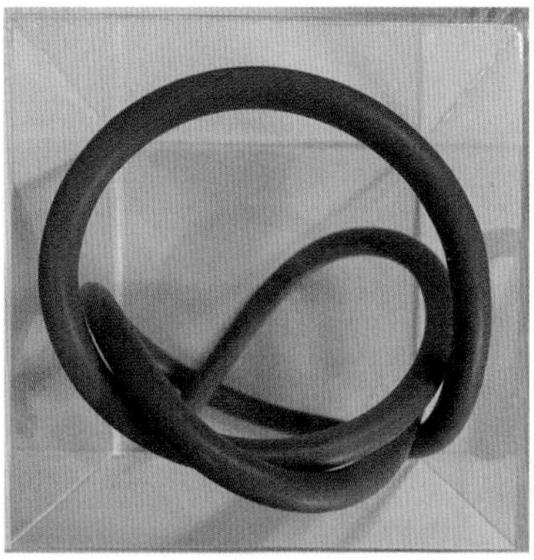

Aufgabe Nr. 14

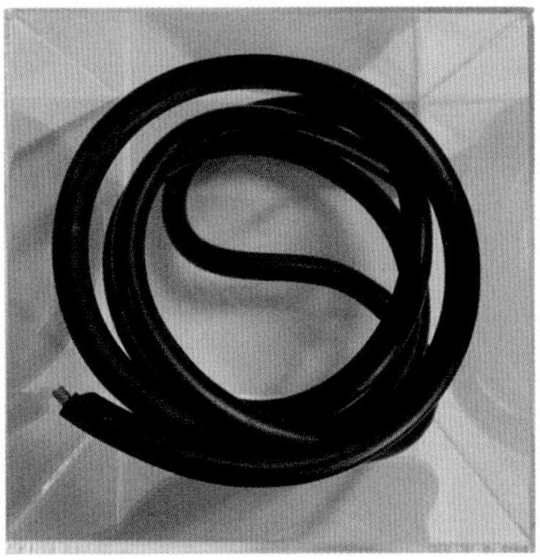

(A) : r
(B) : l
(C) : u
(D) : o
(E) : h

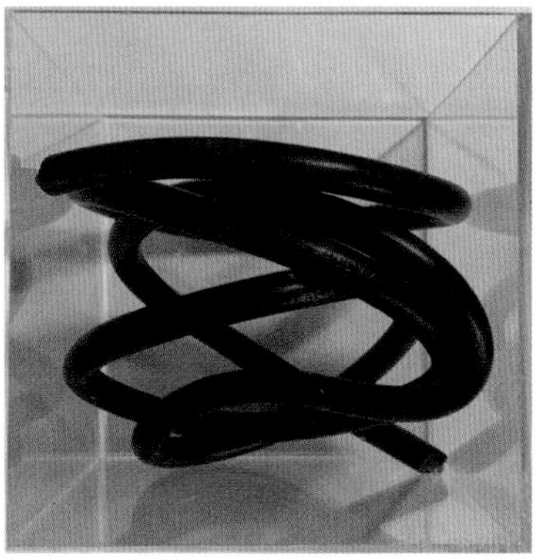

Aufgabe Nr. 15

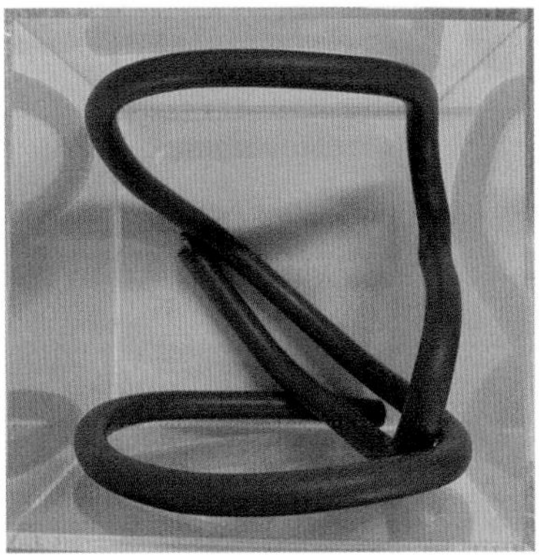

(A) : r
(B) : l
(C) : u
(D) : o
(E) : h

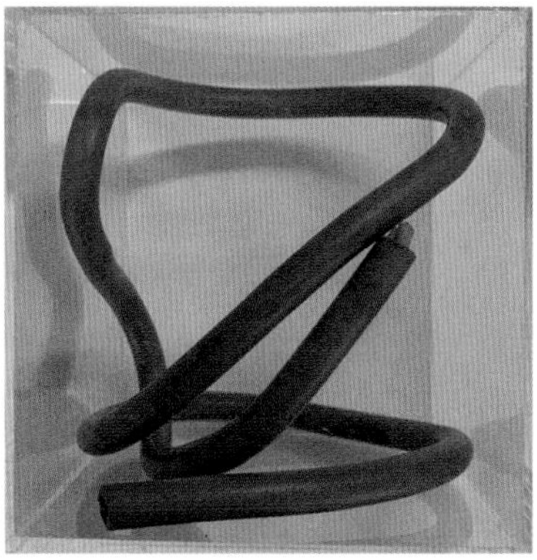

Aufgabe Nr. 16

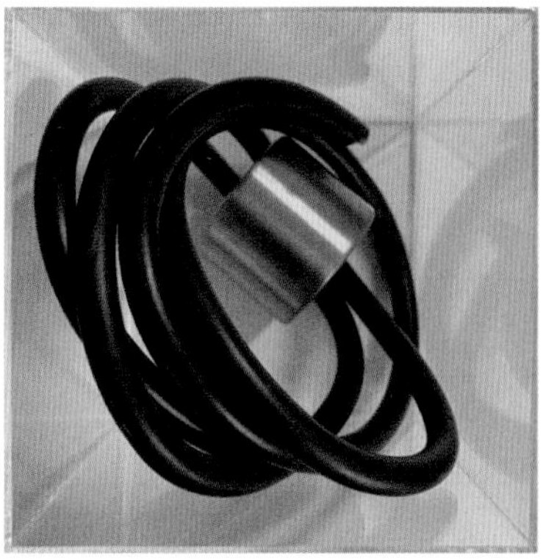

(A) : r
(B) : l
(C) : u
(D) : o
(E) : h

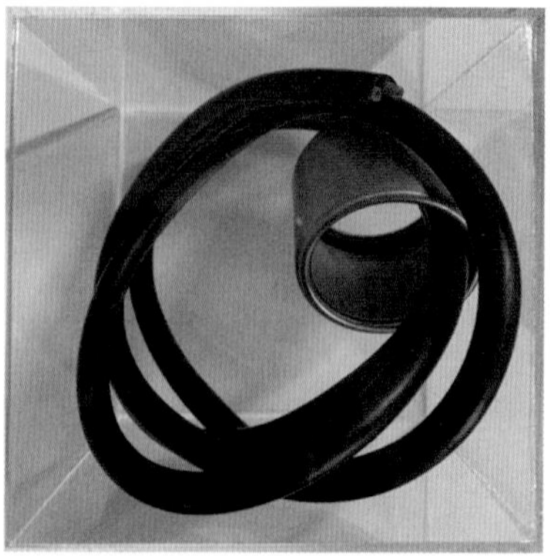

Aufgabe Nr. 17

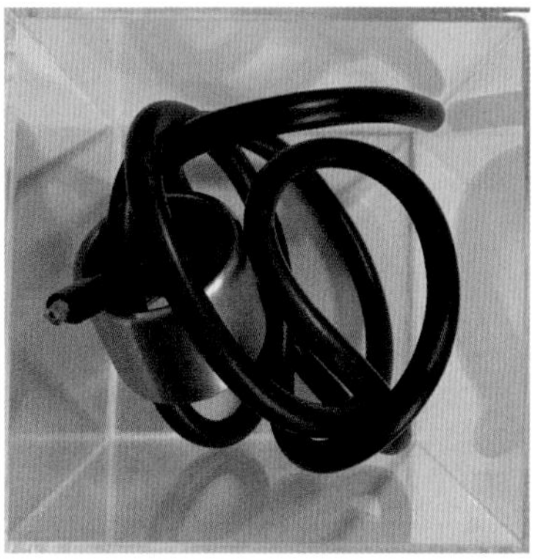

(A) : r
(B) : l
(C) : u
(D) : o
(E) : h

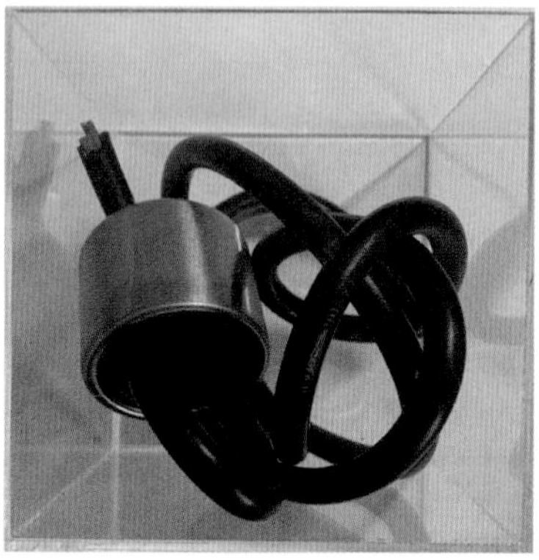

Aufgabe Nr. 18

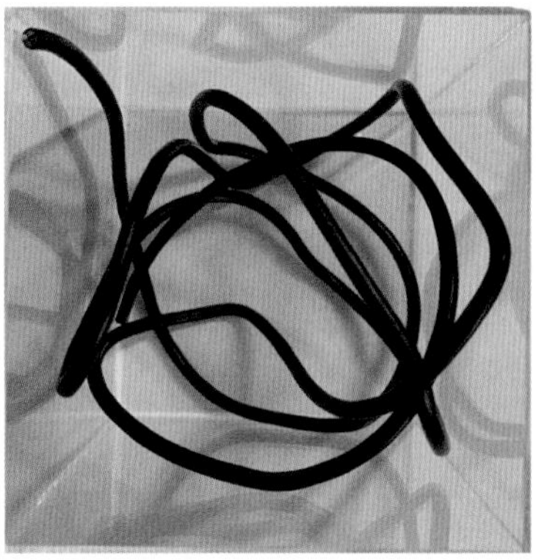

(A) : r
(B) : l
(C) : u
(D) : o
(E) : h

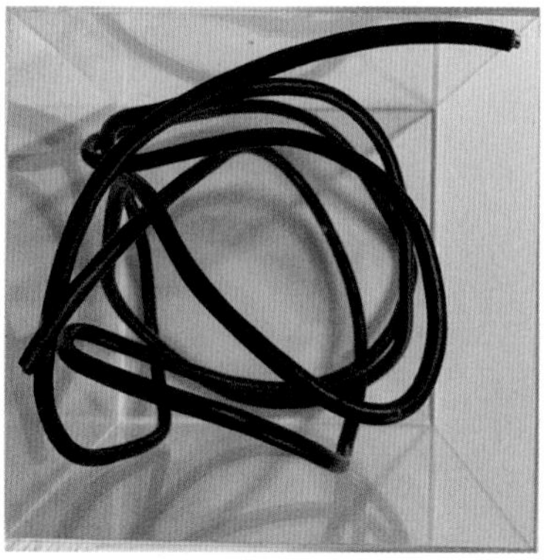

Aufgabe Nr. 19

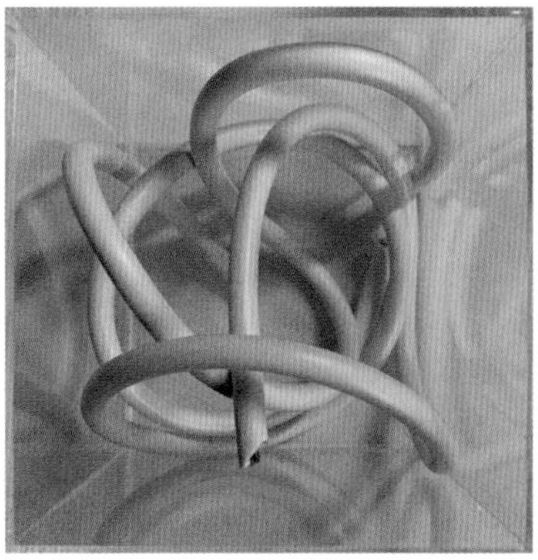

(A) : r
(B) : l
(C) : u
(D) : o
(E) : h

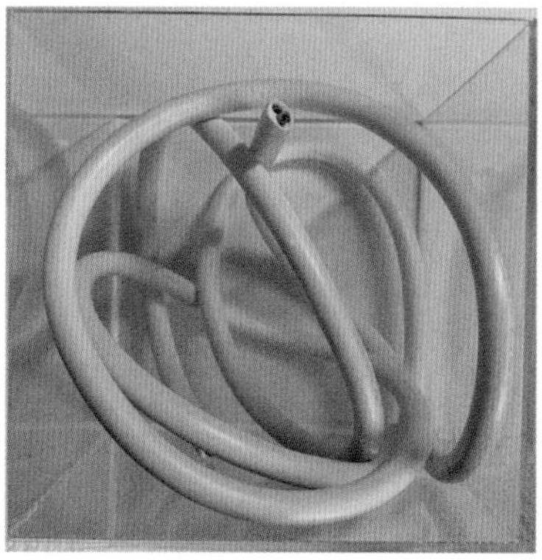

Aufgabe Nr. 20

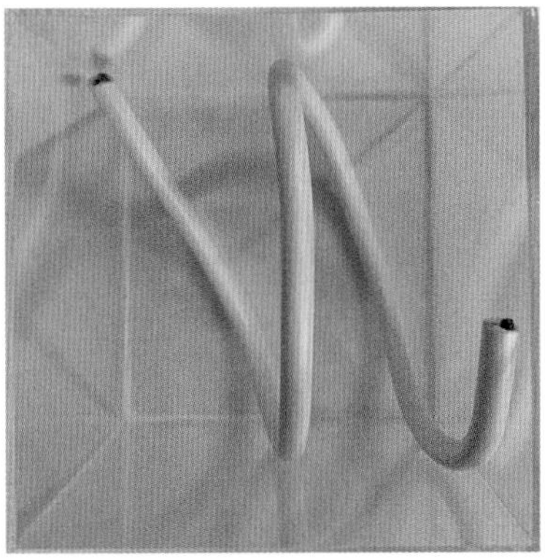

(A) : r
(B) : l
(C) : u
(D) : o
(E) : h

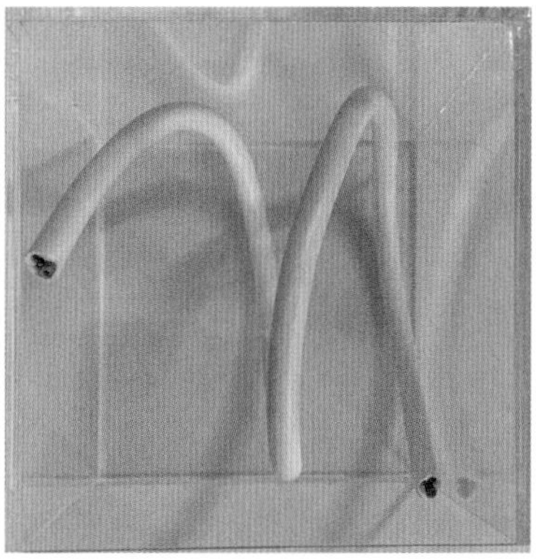

Aufgabe Nr. 21

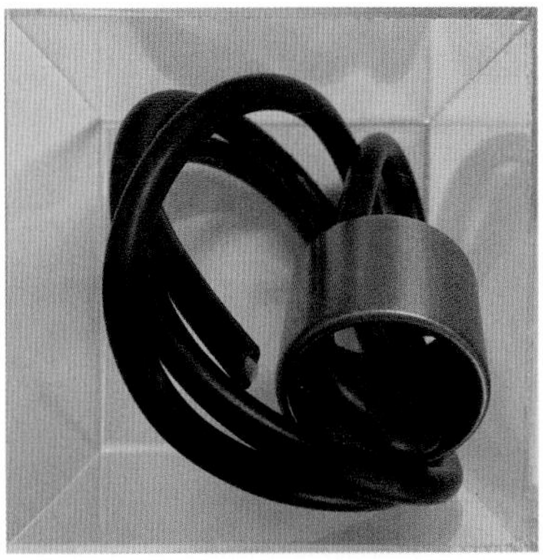

(A) : r
(B) : l
(C) : u
(D) : o
(E) : h

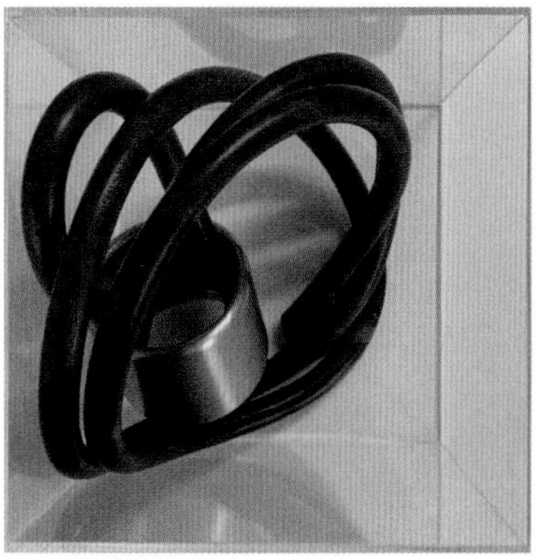

Aufgabe Nr. 22

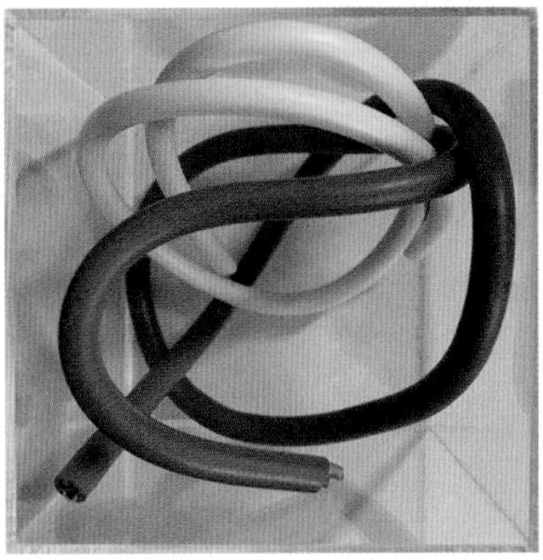

(A) : r
(B) : l
(C) : u
(D) : o
(E) : h

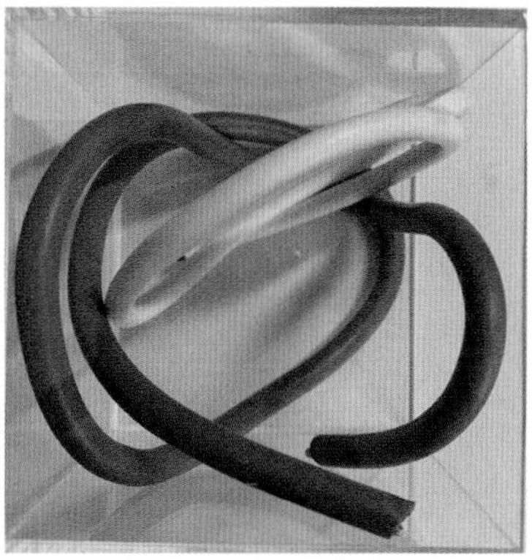

Aufgabe Nr. 23

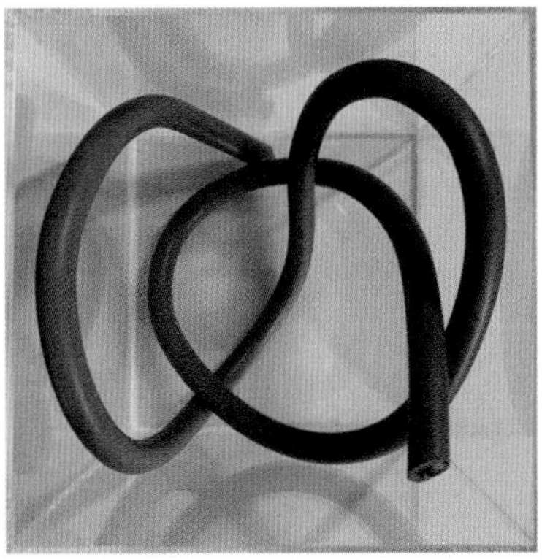

(A) : r
(B) : l
(C) : u
(D) : o
(E) : h

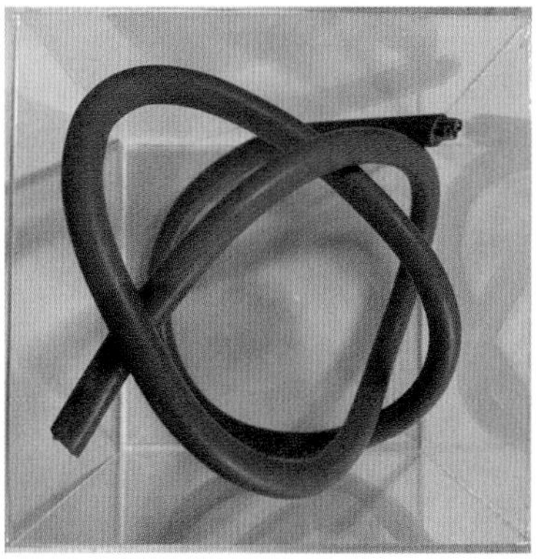

Aufgabe Nr. 24

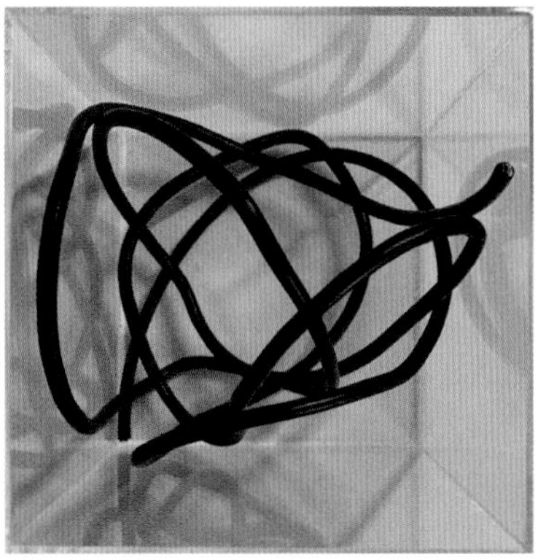

(A) : r
(B) : l
(C) : u
(D) : o
(E) : h

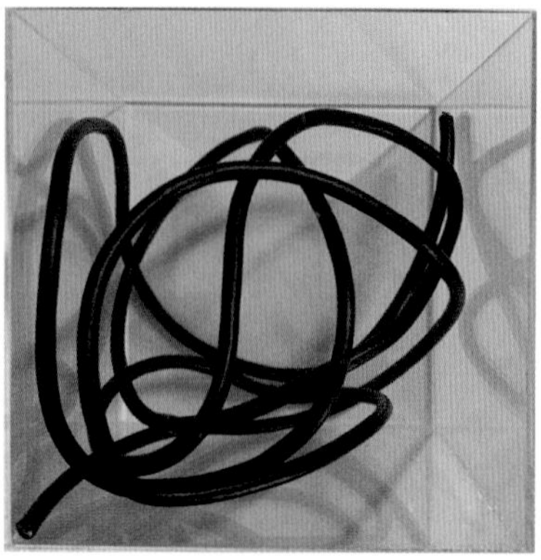

KAPITEL

2 Lösungen

Übungsset 1

Übung	Lösung	Übung	Lösung	Übung	Lösung
1	B	9	A	17	D
2	C	10	B	18	D
3	D	11	E	19	C
4	B	12	C	20	E
5	A	13	C	21	E
6	D	14	B	22	B
7	E	15	B	23	D
8	C	16	A	24	A

Übungsset 2

Übung	Lösung	Übung	Lösung	Übung	Lösung
1	E	9	B	17	A
2	C	10	E	18	A
3	A	11	A	19	C
4	D	12	A	20	A
5	B	13	E	21	A
6	D	14	B	22	C
7	A	15	C	23	E
8	D	16	D	24	B

Übungsset 3

Übung	Lösung	Übung	Lösung	Übung	Lösung
1	D	9	D	17	E
2	A	10	D	18	A
3	C	11	E	19	B
4	E	12	C	20	C
5	B	13	B	21	A
6	B	14	E	22	B
7	C	15	D	23	E
8	A	16	D	24	E

Übungsset 4

Übung	Lösung	Übung	Lösung	Übung	Lösung
1	D	9	E	17	B
2	A	10	B	18	B
3	D	11	D	19	A
4	E	12	D	20	D
5	A	13	E	21	C
6	A	14	A	22	A
7	A	15	C	23	B
8	C	16	D	24	C

Übungsset 5

Übung	Lösung	Übung	Lösung	Übung	Lösung
1	D	9	E	17	E
2	E	10	E	18	C
3	E	11	A	19	D
4	D	12	D	20	A
5	C	13	B	21	B
6	B	14	C	22	C
7	D	15	A	23	D
8	B	16	D	24	A

Übungsset 6

Übung	Lösung	Übung	Lösung	Übung	Lösung
1	C	9	B	17	B
2	B	10	C	18	B
3	A	11	D	19	E
4	C	12	A	20	E
5	E	13	E	21	E
6	A	14	D	22	A
7	D	15	E	23	D
8	E	16	C	24	A

Übungsset 7

Übung	Lösung	Übung	Lösung	Übung	Lösung
1	E	9	D	17	B
2	B	10	B	18	D
3	D	11	A	19	B
4	C	12	B	20	D
5	C	13	C	21	C
6	D	14	E	22	A
7	E	15	D	23	E
8	E	16	B	24	D

Übungsset 8

Übung	Lösung	Übung	Lösung	Übung	Lösung
1	C	9	C	17	B
2	C	10	D	18	D
3	B	11	B	19	E
4	C	12	C	20	D
5	E	13	E	21	C
6	B	14	A	22	D
7	A	15	B	23	E
8	B	16	A	24	C

Übungsset 9

Übung	Lösung	Übung	Lösung	Übung	Lösung
1	A	9	B	17	D
2	B	10	E	18	C
3	C	11	A	19	E
4	A	12	E	20	B
5	C	13	B	21	E
6	A	14	D	22	D
7	D	15	D	23	E
8	C	16	A	24	B

Übungsset 10

Übung	Lösung	Übung	Lösung	Übung	Lösung
1	B	9	E	17	C
2	E	10	D	18	B
3	A	11	C	19	C
4	A	12	B	20	D
5	B	13	D	21	E
6	D	14	C	22	B
7	C	15	E	23	A
8	A	16	A	24	C

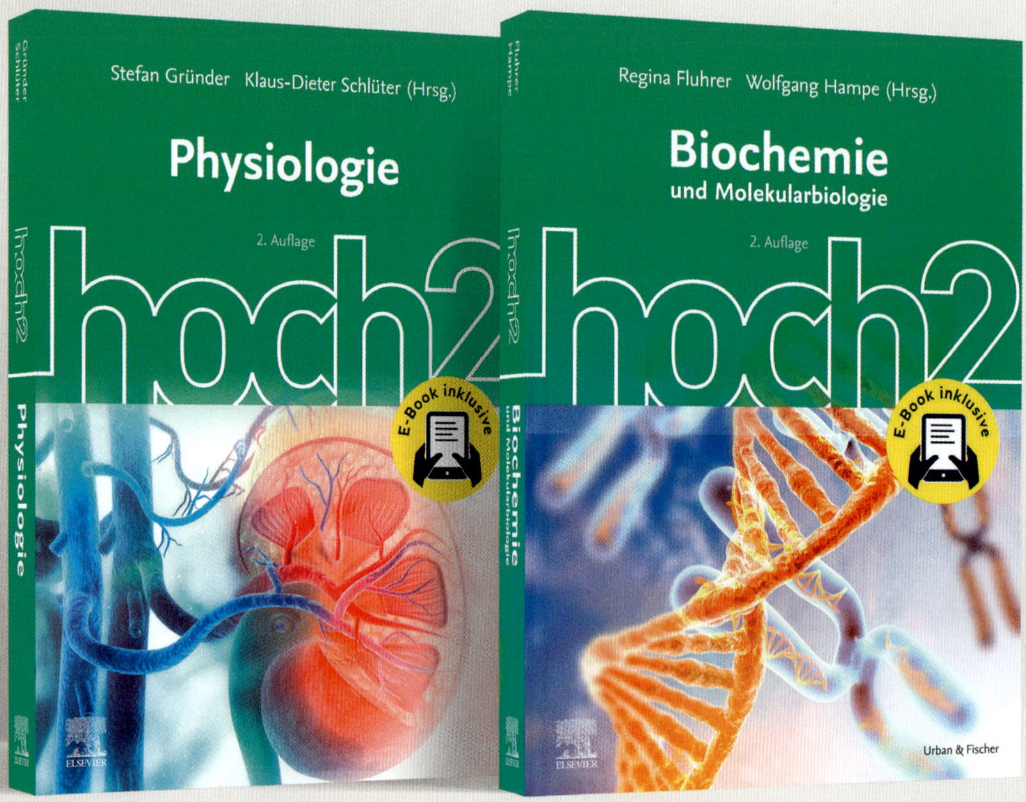
Stefan Gründer Klaus-Dieter Schlüter (Hrsg.)
Physiologie
2. Auflage
hoch2
E-Book inklusive
Regina Fluhrer Wolfgang Hampe (Hrsg.)
Biochemie
und Molekularbiologie
2. Auflage
hoch2
E-Book inklusive
Urban & Fischer